U0111873

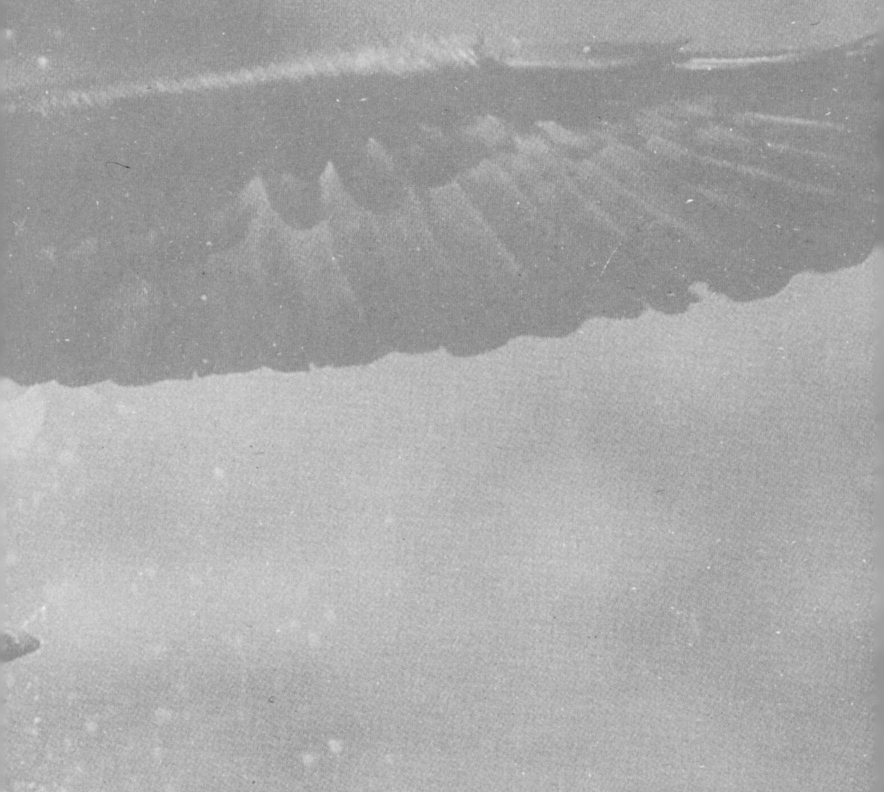

大展好書 好書大展

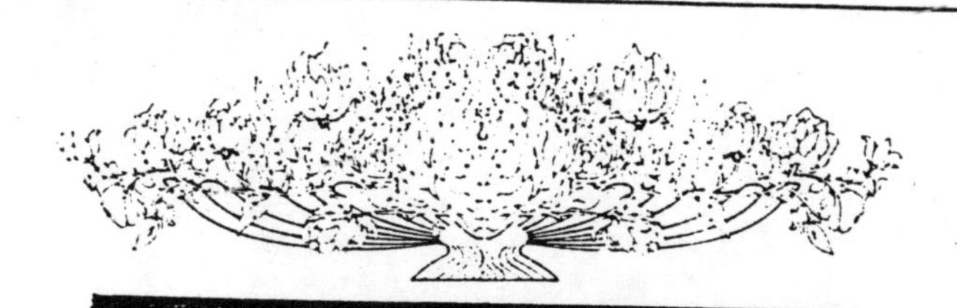

洗心術健康秘法

早島正雄／著
笁一翠萍／譯

大展出版社印行

前言

中國道家將經過一番改革的思想，稱之為「洗心術」。這是幾千年前由道家所提倡，它的主旨在闡述「人們應該如何生活」，以追求身體和心靈的修養。「洗心術」並不僅要求心靈上的修養，實際上它更注重身體與心靈兼修的工夫。

中國道家的創始者，是衆所周知的老子。而老子本身的生活方式，一言以概之，就是「自然生活」。

所謂「洗心術」，就是將自然無為的思想方式，應用在心靈的健康上。

不過，為什麼非得要將自己的思想，呈現自然無為的思考方式呢？因為，生活順其自然，就不會產生無謂的煩惱，沒有煩惱，身體就不易產生疾病。

所以，如果人們違反自然而生存或生活，就一定會罹患疾病，煩惱也接踵而來。

現代生活中，心靈上的煩惱，首推壓力和不安。「注意力無法集中」、「失眠」、「無法與人溝通」、「容易臉紅」、「膽怯」、「焦慮不安」、「不善對異性表達情感」、「性恐懼」、「對未來的不安」、「漫無目標」、「自我認識不清」等等，我相信任何人都有上述一、二項，甚至多項的心理障礙。

「洗心術」的功用，不僅可以用心理（心靈）醫治身體上的疾病，也可以身體治療心靈上的煩惱，兩者是互補互用的。

所謂「身心合一」，就是以心靈為依託而勞動身體，相同的，身體勞動，心靈就有依歸；這並不是語言的魔術，在本書中，我們也將介紹各種藉由心理所做的身體引導術（行法）。

事實上，以心理治療來治癒身體疾病的個案為數不少，而因治療身體疾病，心理疾病也隨之康復的病歷也很多。

例如，失眠的人，他們總是不斷的「如果失敗了怎麼辦？」、「那件事還是不說的好！」等等，因為思考昨天或是明天發生的事情而感到不安，隨著就產生了身體上的不適。

如果採用「洗心術」做為解除失眠的方法，不僅可以使心境，甚至身體也能同時得到安穩。

為工作上的人際關係而煩惱的人，普遍的症狀就是胃痛次數增多，以及自律神經的不協調。諸如此類的人，只要採用本書所示的「洗心術」，不但不再對人產生恐懼感，連胃也能恢復原本健康的功能。

人生究竟是快樂還是痛苦？關鍵只在能不能更換你現在的思想而已。

回顧自己的過去，你可能只會連想到苦難的日子；如果你每天都生活在痛苦中，那麼，你更應該閱讀本書，讓它幫助你解除煩惱和痛苦。

現在，提起精神，明朗愉快的生活吧！因為這個人生舞台的主宰者，乃是你自己。所以從現在開始，為了改變你自己的人生，請好好的活用本書。

目錄

第二章　解決個性上的煩惱

第三章　做好人際關係

第五章　拋開性的煩惱

第六章　去除恐懼未來的不安

第一章
用洗心術掃除煩惱

▲為什麼人生有如此多的煩惱

在沒有任何煩惱、憎恨，也沒有疾病的世界裡，自由快樂的生活——如此的生活是我們大家所期盼的；但是大多數的人，卻認為只有在夢境裡，才能達到那種境界。

為什麼我們不能過著快樂無慮的生活呢？為什麼人生的煩惱總是無止境呢？其實，煩惱全都是來自自己本身的慾望。譬如，濫用各種的物慾、愛慾和名譽等，或是執著於道德、宗教、財產和地位上。

而這種拘泥於各種慾望就是「我執」（佛家語，固執己見之意），所以各式各樣的煩惱才會接踵而來；如果能夠摒棄這個「我執」，那麼人人都能夠返回孩童般純潔的生活了。

我們的心裡，經常在無形中積壓各種不同的「我執」，這不僅是煩惱的起源，也是罹患疾病的原因。所以，當我們捨棄「我執」，心中坦蕩時，就會發現一個不受任何事務束縛的自己，自然的拓展出一條道路來；如此，命運也因而改變。

所謂的「洗心術」，就是要牽引人類本來的崇高生命力，對於任何事都不會心存疑慮，堂堂正正的邁向快樂和喜悅的人生境界。

「洗心術」乃是根據修行的道士們，相互的對話來幫助病患的行法（方法）。換言之，就是以洗心術解開難局，或是預防疾病、治療疾病。這種行法也可說是一種凝視赤裸裸的自己，返回人們最原始的心理狀態。

我們的心往往先生慾望，然後被慾望支配，使得思考範圍變得狹隘，如果再偏狹一點，就是所謂的精神病了；如：自閉症、素行不良、討厭學校，或是在戀愛、升學、就業、人際關係上的困擾，及至進入社會以後，和工作及家庭有關的精神病等。要去除這種種心靈上的煩惱，就必需捨棄我執（自我的固執），甚至不考慮社會上各種牽絆和規範；只求拓展一條嶄新的康莊大道。

▲洗去心靈上的煩惱

「洗心術」是道家的精神衛生術。道家乃是西元前五百七十年間，中國的老子所創，而匯集老子的學說之大成的是莊子，因此後人稱之為「老莊學說」。老莊學說的中心思想是「無為自然」；要點在於順應自然，所以如果違反自然，就是在做無謂的掙扎。「凡事不做」，就是「無為」的精神表現。

所謂「自然」，其實和「無為」是相同的，現在說明如下：不論是自己的慾望或他人所說的，即使做了，人（東西）自身的本質仍是不變的，這種不變的狀態就是「無為」。

人為地法　地為天法　天為道法　法為自然之法　（道德經•二十五條）

不論人道、地道、天道，順其自然就是好的。

就如一年之中有四季，秋天有秋天的生活方式，冬天有冬天的生活方式；順應自然的法則生活，就能夠享受快樂的人生，並且感到滿足。因為生得其所，就是無為自然的極境。

老莊學說並不只是展現在中國古代的社會裡，也同樣的應用在當時的醫學、宗教和人體的養生法上；它們都各自加以發揮，並且存續到現代。

其中的食療法，更是日後中國醫學的基礎，至今延伸而成八段錦和太極拳。

非常可惜的是，在這三千年之間曾經中斷過，組織體系發展得很好，但是它的根本，早已被人遺忘了。

道家原本擅長長生術、治療術和魂魄的鍛鍊，可是卻侷限於被挑選上的人，才能夠學習；而這些被選中的人也都不得外傳，以致無法公開，漸漸的，它就不為人所熟悉了。而這些不為人所知的，就是作者要將它傳續下去，並且寫述的導引術和洗心術。

導引術是身體的行法，洗心術是心靈的行法。

▲讓「氣」暢通

也許你曾經聽過陰陽五行說。中國思想的起源，便是全部涵蓋在陰陽五行之內。縱使在醫學上也不例外。

這世界上有「木、火、土、金、水」五種元素，它對應了人體五臟中的「肝、心、脾、肺、腎」；而五臟和五味，就是和「酸、辣、甘、苦、鹹」相關，當我們吸入五味的「氣」進入五臟時，就會滋養我們的肉體。

可是五味如何成為五氣呢？當食物自口腔進入胃部以後，五味就各自形成五種「氣」、「氣」轉換成血液後於全身循環，如果有不能成為「氣」的廢物，就自然排出體外。

不過，血液究竟如何能在人體內循環呢？原來它是靠呼吸而在人體內行走的。因為有了這一層的想法，所以自古以來道家就一直從事呼吸法的研究；如服氣法、行氣法、用氣法等等。

前述各種氣法也都是祕傳，它們被限制只傳授給某些特定的人物，所以每每相傳數代後，就會出現和原本不一樣的傳授方法。

不過無論有些許的誤差，要點依然是要將「氣」集中在丹田（人體內分上、中、下三處丹田），這就說明「氣」如何能在人體全身裡繞行了。

「喂，近來精神還不錯嘛」「哦，還好，還好」……，在日常生活中，我們經常會使用到有關「氣」的字彙，其實「氣」自從有宇宙就存在於天地自然之間了，而人類的軀體也一同共存在一起。

當「氣」在身體中運行時，生命根元的「元氣」就會發達，此時，身體健康，疾病跟著也就消失了。如果把氣集中在丹田成為「精」，就可保住年輕。

古藉中記載著：「當精耗損時，人體就會產生疾病，如果是精力消耗殆盡時，人即如同槁死」。

「氣」和「精」是人類健康的根源，所以心境要明朗，應隨時留意有否積存邪惡的氣（使人得病的）？

▲新的心境，新的景物

在西元三世紀到四世紀間，有一群高官名仕，崇尚老莊學說，他們共有七人聚集在竹林中，飲酒談論時尚，或譏諷世俗的趨炎附勢，人稱「竹林七賢」。

有一次，七人相約至竹林飲酒，六人先達，唯獨王戎一人遲到。

「俗物，遲至此時才來，真是掃興。」其中一人說道。

王戎笑著回答說：

「你所謂的『掃興』才是真正的俗物，而我只是遲到罷了。」

又如另外一則故事，是有名的「七夕曬書」。在中國古代，人們在七夕裡，都有曬衣裳和書籍的習慣；每戶人家在這一天，都將自家的衣裳和書籍拿到中庭來曬。可是七賢之中，某一位家境清寒，他便用竹竿頭綁住自己的兜襠布，然後站在中庭；附近的人問他原因，他回答說：

「為了不落俗套，我也和大家一樣出來曬曬。」

在日本道觀中的洗心術，實際上就是採用竹林七賢的方法，他們將所有的人圍坐在一起問答。

當然其中也有一些人，不願意在別人面前說出自己的想法，對付這些人只好應用個人洗心術。不過如果在衆多人群中時，當他們聽到別人的談話，還是會有所領悟：

「啊！他和我有相同問題。」

例如，中年以上的人，會為婆媳或是親子問題而煩惱，但當他們從這裡回去以後，全都了解年輕人的想法了。在此，剛開始時他們會想為什麽到這裡來，但是當他們離開時，卻會笑著說：

「我全都明白了！」

和我的演說比起來，我覺得和年輕人相互對話，能引導我發現一些解決他們迷惑的答案。

最近有一位女性來信說道：

「由上野來到道觀，要花費兩個半鐘頭，那時我感到天空陰沈沈的，心情非常惡劣；但是當我接受洗心以後，在回家的路上，突然發覺天空是如此晴朗，山中的林木是那麽蒼鬱，和我初來時所看見的景色完全不一樣。」

其實當自然界的「氣」和自己的「氣」合而為一時，景緻也會和先前所見的完全不同。在兩天洗心過程中，使她脫胎換骨，但也證實了現代人總是掛慮太多無關緊要的事。

人的頭腦如果呈現在一種「無」（無為的無）的狀態中，就可以再裝入「新」的想法；而洗心術就是以這種方法進行的。

所以，在後面的各章中，將告訴大家各式各樣解決煩惱和痛苦的洗心術；不過在這之前，必需先學習有關洗心術根基的二種行法。

第一種是安靜凝視自我的靜坐法，這是一種注入生命活力的行法。第二種行法是和其他的洗心術行法並行而做，以顯出效果來。現在，洗心術行法的代表方法將要出現了，請好好練習。

▲凝視自我靜坐法

在實行靜坐法時，你可以發覺自己究竟是什麽。從未安靜的坐下來思考，或是凝視自己的人，首先要每天打坐，當然必須在充裕的時間下輕鬆的進行。

≪靜坐的方法≫

首先先盤腿坐下，像磐石般穩重的將腰下沈成坐姿，將右腳彎曲疊放在左腿的上面，再將右腳的腳後跟拉到左邊的腹腿溝處，然後把左腿彎到右腳膝蓋外側，放在右腿的上面，而兩腳的腳底向上。這種方法也稱為「雙盤疊坐法」，在平常靜坐的場合裡經常採用。不過這種坐法，剛開始稍微有點困難，在重複練習以後，就可以自然而然的做成了。

如果不會雙盤疊坐法，也可以採用單腿盤坐法。就是把右腳或是左腳放在另一隻腳的大腿上，然後上身坐端正，不會往前彎曲即可。

可以在榻榻米或是地板上靜坐，最好不要使用座墊或椅墊之類的東西，因為一墊東西，坐姿就容易傾斜，這是要特別注意的一點。

兩手要像前頁圖中疊放的方式，但是雙手必須放在膝蓋以上，並且注入肩膀的力量。眼睛也不能完全閉上，要微微張開到可以見到些許的光線為止。嘴要輕輕的閉上，將上、下牙齒併攏，舌頭輕輕的貼在上齒，然後摒除雜念集中精神，當達到完全靜寂的境界時，將「精」、「氣」、「神」的意識集中到臍下丹田處。這種行法要持續做五～二十分鐘。

靜坐時要注意以下事項：

★靜坐的方法

單腿盤坐法（雙腿盤坐感到困難時採用）

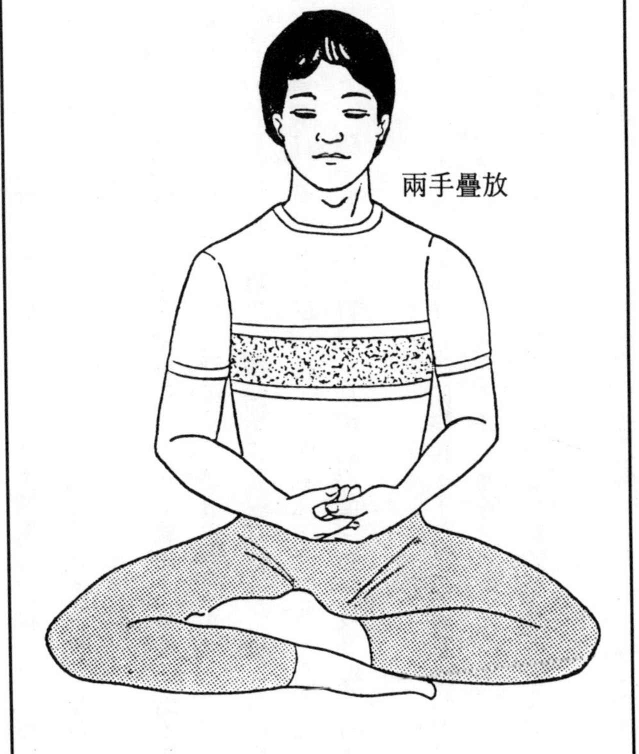

上身挺直，眼睛微微張開
到可見一束光的程度

①當出現身體上的障礙時，如脊髓疼痛、頭暈、呼吸困難等症狀，要立刻停止。

②行法中身體會自然震動；我會鼓勵一部份人把這現象當做是一種治療的方法；但如果有不艮情況就必須立即中止。

③在靜坐時，往往會發覺平時自己的呼吸短促，或是不調和，不過千萬不要勉強自己，故意去迎合或努力做深呼吸，只有順其自然地呼吸，才是最重要的。

所謂靜坐法，就是聆聽自己呼吸的氣息。剛開始時並沒有特別的意識，只是用耳朵的聽覺去聽；不過這必須全神貫注，動員全身的神經，集中到鼻子和肺部，而不只在光聽鼻子裡面會有什麼聲音出來。在一吸一吐之間，自己本身都知道這一個呼吸過程，即使在模糊狀態下，也不會有所遺漏。

所以呼吸的緩急、精細、深淺，應該隨自然的變化，千萬不要用意識的力量支配；當雜念完全去除時，就可以達到「神氣合一」的境界，甚至連呼吸都會忘記。

當你已經到達無我境界時，如果起了睡意，就讓自己自然的熟睡，千萬不要勉強的抗拒睡意。

在進行中會漸漸的進入熟睡的狀態；精神病患或是平時壓力過大的人，他們泰半都會罹患失眠症，但是絕對不可長期服用安眠藥。現在，病患們只要採用這種聽呼吸聲音的靜坐法，就能根本治療失眠的問題；而這種方法對於治療急躁症狀的疾病也有效。

這項治療法，以不採用靜態的大腦命令，來調和動態的內臟，而手部的擺放姿勢和位置，以及聆聽呼吸法，都是至今所僅有的健康治療法。

▲促進元氣的方法

這是一項充實元氣的行法。以動作和自然呼吸來增加元氣，只要我們不斷充實，元氣就會源源不斷。這是專門供給元氣匱乏、感到人生沒有生存意義的人，所使用的一種方法。

它是先上實下虛，然後再上虛下實。也就是人的身體先從頭部開始，之後，再全部集中在上半身的內臟中。所以此時上半身的勞動，比下半身要來得多，而全部意識也都集中在上半身，這就是所謂的「上實下虛」。

我們看書時，常常突然間會感到眼睛充血，頭昏腦脹，在這種情況下容易聽到別人的談話聲，或是想起不願思考的事情，這時我們的頭腦是處在「實」的狀態中。

所謂上實，就是上半身和頭暈是在相同狀態中。換句話說，也就是上半身積存著使人生

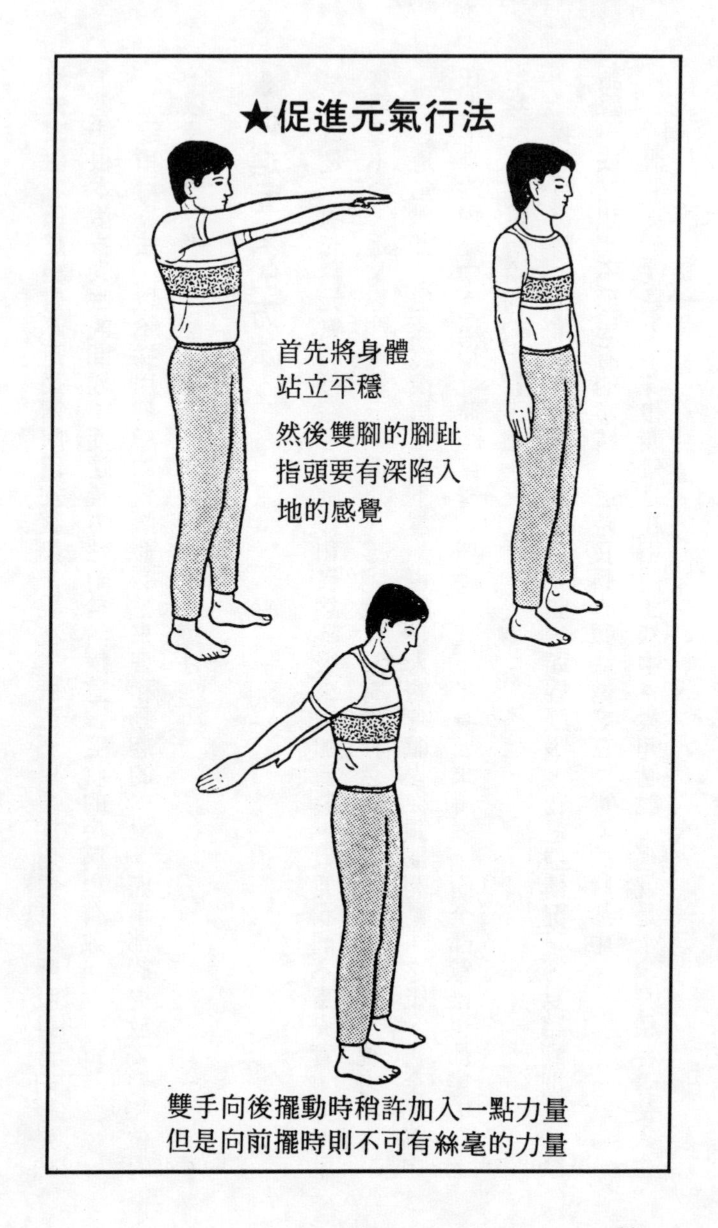
★促進元氣行法
首先將身體
站立平穩
然後雙腳的腳趾
指頭要有深陷入
地的感覺
雙手向後擺動時稍許加入一點力量
但是向前擺時則不可有絲毫的力量

病的邪氣。如果這種現象一直持續下去，不僅是頭部，就連胸部和腹部也會出現堵塞現象，繼而兩腳冰冷；這些都是人體精力衰退時所呈現的必然現象。

可是，如果你採取這種促進精力的方法，就能夠排去上半身的邪氣，讓新鮮的氣血循環全身，如此一來，就會轉換成「上虛下實」，並且去除不快感和充沛活力。

這種行法是經由一位對健康法研究頗有心得的日本藝人多多良純，在電視上公開介紹的，從此就廣為人知了。

≪促進元氣行法≫

①將上半身和雙腳筆直的站立，雙腳張開約肩膀的寬度，再把臀部往下拉，腳趾頭稍稍用力，然後將腳趾甲緊貼地面。

②以①的姿勢站立著，然後將雙手前後擺動。當手向後甩時要稍微用力，但是往前擺時完全不出力，然後再以無力狀態的自然回復原處。做此動作時，雙手手肘要伸直，不可彎曲；目光向正前方，心無雜念，心中默念數字。擺手的動作，最初要做二、三百下，漸漸的再增加次數，最後約要擺動到一千到二千下左右，費時大約三十分鐘。

這項動作的訣竅是「上三下七」，也就是上半身用三分力，下半身則使用七分力。如此一來，將上半身的邪氣除盡，全身的氣血就可以暢通無阻了。以下就是上三下七的要點。

《上三下七的要點》

①將上半身放鬆至無力狀態，肩膀不出力，雙手要很自然的擺動。

②重心放在下半身。為了要將重心下移，腳掌一定要緊貼地面。所以，最好脫掉襪子和鞋子，打赤腳做。

③頭要像是懸在半空中的感覺，彷彿頭被人由上往下吊起來；這是讓肩膀完全放鬆，不出力的方法。

④鬆弛口腔裡的肌肉。嘴巴不要閉得緊緊的，應採自然閉上即可。不過也不能隨便閤上嘴就算數，最重要的是不要用力。

⑤心中無雜念。不去思考任何事務，上半身就能保持在「虛」無的狀態中。

⑥搖動時背部要挺直。

⑦以腰為運動的軸心。

⑧手肘要平直，不可往上彎。

⑨手腕向下時，要有一種拋向遠方的感覺。

⑩把雙手當成槳，像划空氣一樣的前後搖動。

⑪臍下丹田稍稍用力，所謂臍下就是肚臍以下三寸的地方，實際上是肚臍向身體下部往內三寸的地方，大約就是在下腹處。在此下腹丹田將意識稍微集中做運動。

⑫大腿內側不可緊繃。這種行法是以「上虛下實」的方法，集中力量於下半身，所以大腿內側不要用力。

⑬將肛門向下拉。

⑭腳後跟要像重石般的緊貼在地上。

⑮腳趾甲要有深入地面的感覺。

⑯搖擺雙手時，手背向上手掌向下。

其實擺動雙手是一種要捨棄（擺脫）拘泥的動作。所以在做這種行法時，身心都會有一種充實的感覺。

第二章 解決個性上的煩惱

▲期許過高導致不擅言詞

有些人為自己的不擅言詞而倍感困擾。尤其在遇到想說話卻不知如何傳達自己的意思時，或是碰到自己喜歡的人卻開不了口時。

聽了這些所謂不擅言詞的人的告白後，我驚訝的發覺，事實上他們說話的內容井然有序，清楚易懂。

那麼為什麼說話清晰的人，會被認為不擅言詞呢？實在令人深覺不可思議。

其實這些人的煩惱都是庸人自擾。他們遣辭用句華麗、說話井然有序，爲的是要讓女孩子覺得「這個男孩子很棒」、「腦筋頂呱呱」而已。

最近我和一位十七歲的高中女生談過話，他的成績非常好，又是班級幹部，交友廣闊。不過在上課的時候，只要叫他站起來朗讀課文，就會嚇得發抖，如果要發表意見，他會整個人楞楞的站在那兒，不知如何是好。人數少時，他不怕羞，說話也不會發抖，一旦站在很多人的面前時，就有一股很強烈的緊張感。

事實上，他並不是個容易害怕、或是靦腆的人，他真正的問題是在於功課一向名列前茅，以及身為班級幹部的榮譽感作祟所造成的。就因為如此，下意識裡他格外的小心，以免玷污了他的榮譽。

其實只要發言得體，或是說些有建設性的意見就可以了，不用裝腔作勢的把話擺在心裡。即使所提的意見不被採納，但也不會因此而損傷了自己第一的寶座，和喪失班級幹部的資格。

▲不願讓別人看見自己

有些人特別希望別人能對他多加注意，這種感覺就是所謂的「我執」（佛家語，固執己見）。

當我還是個孩子的時候，看見雜誌上刊載了一些座談會的記載，我非常驚訝出席者井然有序的談話內容，既不需要加辭，也不必刪句。這使得我非常苦惱，因為說話的那一位先生有我所羨慕的好頭腦。「哎！我永遠沒辦法像他一樣說得那麼好的啦！」可是現來卻絕對不是那麼一回事了。因為我知道雜誌的編輯，會在座談會後將文章整理、編排，所以當文章刊載出來時，編排得體是必然的。

現在，我也經常出席一些座談會，會後，我聽一聽當時錄下的談話內容，實在是亂七八糟，毫無頭緒。不過即使如此，對方仍然完全明瞭我所說的。

其實人與人之間的談話不都是如此的嗎？如果一定要條理分明、辭藻華麗，反而不夠親切，成了反效果，這是非常重要的。因為說話也和人生一樣，適當的浪費可以造就情趣。

如果你認為太浪費，也可以以目代話。

例如，外國人初學本國話，雖然說話的句子有點奇怪，可是聽者還是能猜出他想說的意思，不是嗎？因為聽者這一方，一定是全神貫注的，觀察這位外國人的一舉一動。

同樣的，當你露出既期盼又疑惑的眼光時，對方會察覺，「他一定想說些什麼，不過就是說不出來」。在這時候，只要對方說出自己所想講的話，自己就會興高彩烈的猛點頭了。

▲出糗就像出汗一樣的自然

最近有一位服務於銀行界的職員對我說，當他以一對一方式和別人交談時，一切都很順利；一旦被邀請去同事或是學弟的結婚典禮席上致詞時，就會開始害怕，甚且內容雜亂無章。

歸納這位職員無法在公衆場合演說的原因有二：第一，在他下意識裡強烈的渴望能說出一篇完美的致詞，這乃是自我意識太過膨脹所致。第二，他對自己說話的內容並沒有十分的把握。

因為，這位銀行職員在工作崗位的會議席上，可以滔滔不絕的述說各區域經濟的現況，這是他最擅長、專精的，所以能擁有自信；業務方面，他也承辦長期貸款項目，常常和各式各樣的經營者碰頭，所以能夠掌握來往公司的財務現況；至於出身，他以優異成績畢業於國立大學的經濟系，因此理論上的知識也非常淵博。再加上公司的上司，都是同校畢業的學長，工作氣氛也很融洽。

反過來看，在結婚典禮致詞席上，他以個人的身份說話，而且致詞內容不僅要對新郎新娘讚譽有加，還要注意有沒有忌諱。

除了說話時要注意遣詞用句以外，像這位如此優秀的工作者，他心裡一定非常不希望在這麼多不相識的人們面前出醜丟臉才是。

其實如果在致詞時不怯場，最好的方法就是不要想太多好聽的話，只要談談自己親身的體驗，特別是在婚姻生活中實際的例子，至於內容是否要迎合大衆，我想那是不必要的。

例如，某些事是夫妻爭吵的導因，那麼該如何解決?又如婚前婚後的某些思想會隨著改變。即使台上致詞的人並不擅於言詞，不過只要所提的事情和婚姻有關，在場的人一定都會聽得津津有味。

其實最主要的，並不是這些客人的想法，而是這對剛結成連理的佳偶。

▲容易產生恐懼感

根據日本名古屋大學精神醫學系的笠原嘉教授的研究發現，對人產生恐懼感，共分為五種狀況；不過這五種狀況非常容易分辨。

其分類如左：

①對於「一知半解」的人感到不安。這一類型的人，在父母和兄弟等親人面前，並沒有任何異狀，但是一遇到學弟、學長、或同事等不太熟悉的人，他就會露出恐懼不安的神情。

②對於同年齡的人感到不安。久未謀面或是社會地位大致相同的人，只要是年紀相仿，都會令患者心裡感到不安。

③在少數人的團體中感到不安。不喜歡在幾個人到數十個人之間的團體中共席。所以在

會議或商討席上，非得開口向上司和同事們報告時，不知不覺的就會面紅耳赤，說話內容雜亂無章。

④二人一組可以合作無間，一旦三人同行就會令他感到不安。即使對方是異性，只要是兩個人，一切都沒有問題，患者也不會在乎；但是，如果有第三者介入，會使得他惶恐不安，即使第三者是同性；因為他太在意別人的想法。

⑤對於無談話主題的閒聊感到不知所措。

其實有太多各式各樣的類型，不過，如果真的要找到一位能夠站在衆人面前，卻面不改色、不緊張的人，還真是有點困難。

例如，有一位專為日本大藏省某位高級官員纂寫稿子的工作人員，每當他把寫好的稿子呈遞給那位官員時，總是壓抑不住的全身顫抖；所以他來找我時，我就告訴他不要害怕，不要一味的認為他是高高在上的大官，想想看，也許他會在下一次的選舉落選也說不定。當他試過我的方法以後，就再也不會那麼緊張的發抖了。

▲電話恐懼症

有一次我接到一位住在大阪的女性寫來的一封信，她今年二十二歲，信中提到她只要在人群之中就會害怕、膽怯。她原本是位非常典型的現代女姓，既開朗又活潑，問題發生在她畢業之後，剛到社會上開始工作時。為什麼呢？其實她自小就非常的膽小，只要到了陌生人面前就會臉紅，雖然很想開口和對方說話，不過就是說不出來，這使她非常苦惱，連在公司接電話，都會讓她臉紅心跳。

她只要一想到有人在聽自己說什麼，就會開始在意的想：「萬一說錯了怎麼辦？」所以雖然對方沒看見自己，自己也會滿臉通紅，而且動不動就心跳加速。所以，每次講完電話，她總是滿頭大汗。

原本可以過著開朗、快樂的單身生活，卻完全變了樣，下了班以後，像個洩了氣的皮球一樣。直到有一次，她到書店閒逛，無意間看到了一本『導引術入門③ 身心健康法』。當她熱心閱讀之後，才發覺「原來和我有相同煩惱的人不在少數！」為了治好自己的病，她立刻打電話到出版社，恰巧那時我預定要辦一場現場洗心術的演出；雖然她還不太清楚洗心術是什麼？但是決心要探個究竟之後，他便決定接受洗心術的試驗。

第一天，他坐在最後面靜靜的聽講；第二天，好不容易下定決心坐到最前排，並且向老師說明自己煩惱。

「老師，在公司時，我只要一接電話，就會想到會不會被人聽到我在說什麼，當我一想到這裡，就情不自禁的臉紅了。」

老師接著說，為什麼會臉紅呢？妳不妨在低頭前先問問看，『我的臉紅了嗎？』這樣的解答給這位女孩很大的衝擊。因為她最大的困擾，就是動不動就臉紅了。其實，原因在於他自我意識太強所造成的。

所以，隔天他依老師所教的，在位子上對公司的人說，「我臉紅了嗎？」可是根本就沒有人在聽他說話，更不用說他有沒有臉紅了，因為公司上上下下，大家都忙得無暇他顧。二天的洗心術治癒了這位女孩子容易臉紅的毛病；之後他又恢復以往的開朗，精力旺盛，享受年輕人的生活了。

「讓他習慣站在大衆面前以後，就可以自然而然的治癒膽怯的毛病」，不過如何才能習慣，這也是困擾所在；一個人只要曾經出過糗，要他再站回人群中，那是非常困難的。

諸如此類的人，我也有方法讓他們不再害怕，站立在大衆的面前。那就是調整呼吸頻率和心臟跳動，採用這種行法可以預防脈搏的紊亂。

≪膽怯的防治法≫

①首先輕輕的握住手閉上雙眼，慢慢的用嘴吐氣，然後再慢慢的用鼻子吸氣，重複做三次。

②用右手的大拇指輕輕指壓右手的手掌（如圖）約三十次。接著換成左手大拇指指壓右手手掌，左右手各三次。

▲不畏懼別人的視線

害怕別人的視線也是許多人的煩惱之一。有位相當優秀的業務員，他服務於一家與服飾相關的公司。不過他非常非常的在意旁邊的人的眼光。例如，他為了怕自己的眼神給別人留有壞的印象，就不斷的注意著對方臉上的表情，因為如此，所以每當他的目光和對方交接著，就立刻避開，他認為凝視別人是一件很失禮的事，就這樣，他一直耿耿於懷到底自己的視線該看哪裡？

其實這種現象不只發生在與顧客的接觸上，就連在搭車時，只要和旁邊的人視線稍微接觸一下，不禁懷疑別人是否在注意自己，自然而然的就閉上眼睛了。

★膽怯的預防法

閉上眼，慢慢的由口吐氣，由鼻子吸氣

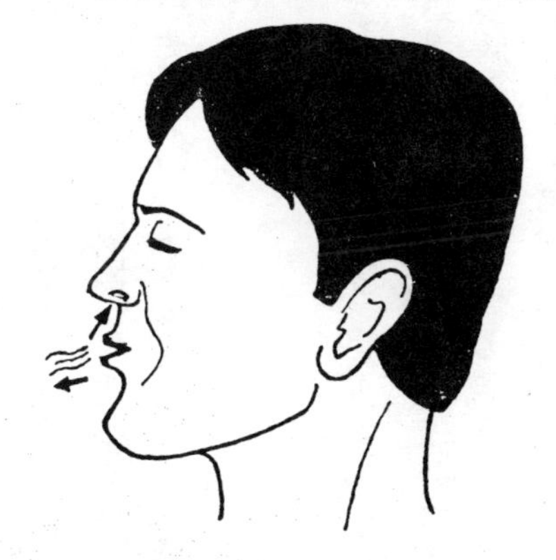

用拇指輕輕的壓手掌

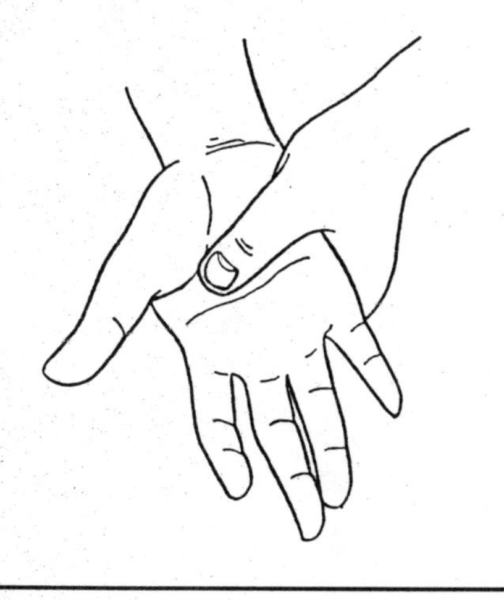

有時在公司的走道上和上司擦身而過，或是和他一起搭乘電梯，全身會感到慌張不已。

這些都是因為不喜歡別人對自己特別注意。

事實上，害怕別人的注視是因為個性較為懦弱，並非長期受到外來因素所造成的。

如果想要改善個性上的缺陷，首先必須先糾正因個性上的缺陷而引發的身體疾病。

以下是一種洗眼睛的行法，讓我們一起來做看看。

≪洗眼法≫

①盛上一盆乾淨的水，將臉浸入水中。

②張開眼，默數十下。如此重複做三次。

③在水中眼睛重複張開閉上三次。

④在水中張開眼睛，眼球向右轉三次，向左轉三次。

在做②③④動作的時候，要把臉從水中抬起吸氣；如果中途感到不適，絕對不可勉強，此時，就要把臉仰起略做休息。一天做二次，早晚洗臉時做即可。

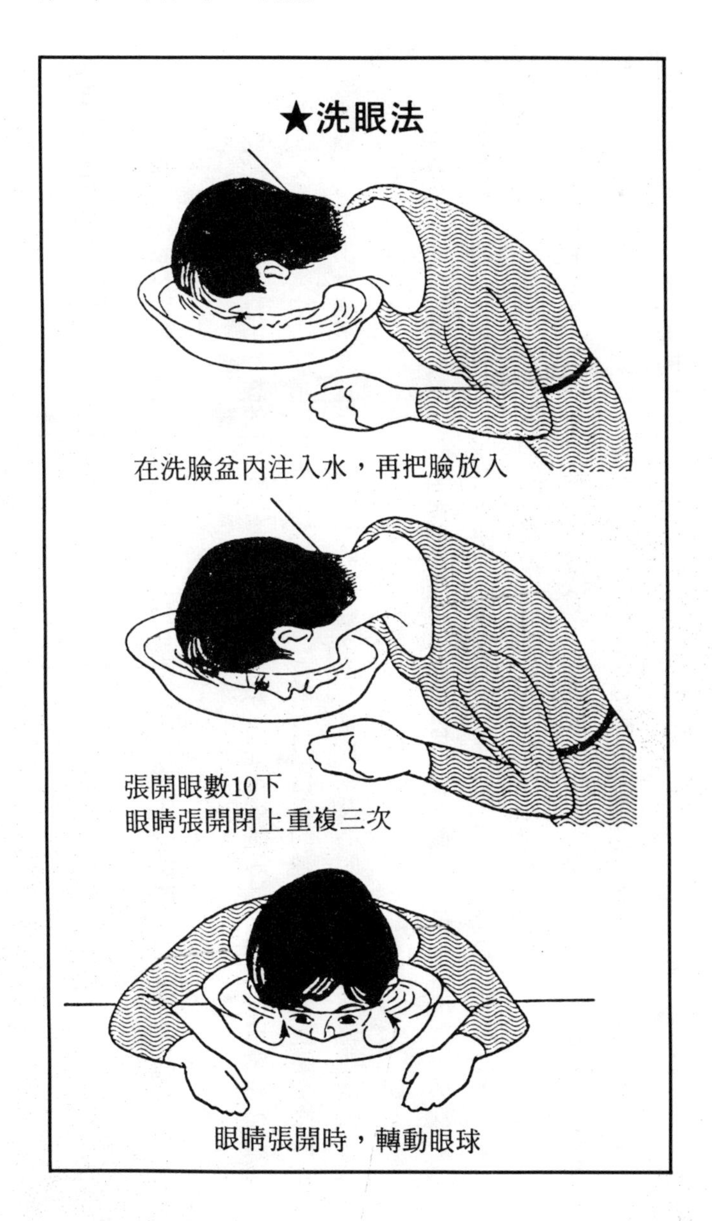
★洗眼法
在洗臉盆內注入水，再把臉放入
張開眼數10下
眼睛張開閉上重複三次
眼睛張開時，轉動眼球

▲自卑感與優越感是一體兩面

只要是優越感特別強烈的人，相對的，他對自卑感的反應也特別激烈，這種人為數不少。

不能如願進入心目中理想的學校、身高不夠高、缺乏運動細胞等等，都是自卑感的起因。在我所見到的個案中，所謂的自卑感，就是自己有令自己自卑的地方，而且總是設法掩飾，所以經常會做出一些不像有自卑感的人的舉動。尤其是自視甚高的人，他們都有非常強烈的自卑感在心裡作祟。

其實這是不必要的，反而應該正視這種傾向。如果自己會打網球，但不會滑雪，那就絕對不要逞強，假裝自己會滑雪。因為，即使你不會滑雪，但是你可以驕傲的告訴別人你會打網球啊。這不也很好嗎！不會打網球，但是你可能是位卡拉OK的歌唱高手。

不論在任何情況下，我們都應該坦白的承認，「我不會」、「我不知道」，這是非常重要的。有時當大伙兒在閒談時，有人說到我們自己不會或是不知道的事情時，我們多半只有靜靜的坐在那兒聽別人說的份。

當自己認為沈默並不代表不知道時，也許覺得別人也和自己一樣有這種想法；不過千萬別讓這念頭沖昏了頭，因為這並不是鼓勵的好方法，我建議你還是誠實的說：「我不知道。」果真能做到，我相信你將是一位快樂的人。當然，你也可以再多問一句：「誰來教教我？」

如此一來，世界上一半以上的自卑感，將會因為誠實的態度，被吹得煙消雲散了。

▲如何由悲觀轉捩成樂觀進取

當你見到一位活潑開朗、沒有絲毫憂慮的人時，也許他心理正飽受病魔的吞蝕呢。有一個人每次都笑得很開懷，彷彿快樂得不得了，不過他自己卻說：「我其實是一個道地的悲觀主義者。」

例如，朋友們大家一塊兒聊天時，即使沒有任何惡意，他卻很敏感的覺得被別人輕蔑、侮辱，為他帶來了許多無謂的煩惱。對付這一類型的人最好的方法，就是採取水般柔性的談話方式。就像水接在大水管裡，水勢就大，在小水管裡水勢就小，一旦流入泥土裡，馬上就會被完全吸收。

所以，如果採用水般柔性的方式，不論對方是哪一種個性的人，都可以改變得了，這就是所謂的以柔克剛。而採取輕蔑或侮辱手段的人，其實是自我設限，因為他總是那麼在意別人說的話，結果在不知不覺中，完全掉入自己固執的陷阱裡了。因此，當別人在批評或談論自己時，只要簡單又輕鬆的帶過一句，「哦，是嗎？」就可萬事太平。

如果我們都能像水一樣，就不會給人有排斥的感覺，也不會太自我，而且可以達到真正無我的境界。所以與人交往應該像水一樣，因為只要人類在這個地球上生存一天，就一定會和周遭的人有所交往，而人與人交往是一項非常重要的課題，但是無論和誰，都應該和平相處，不必做一個四面玲瓏的大好人，只要求得輕鬆自在的生活即可。

當你開始有這種想法時，我相信那隻悲觀的小動物，一定已經被你驅逐出境了。

▲萬物皆有所長

如果有人為自己的悲觀主義個性而煩惱，那麼他一定也認為，「我是這一群人之中最無能的」。每當有任務交待，他就認為那是別人不愛做的事，「啊，他們是不是都在笑我只會做這種沒有用的工作？」因此他就想像，不僅上司及同事，就連新進的女職員也覺得他很無用，漸漸養成他羞恥的心理，從此一蹶不振。

當我問他，「那麼你真的以為自己很無用嘍？」他雖說自己沒這麼想，但是依他那保守的個性看來，絕對不是緊張積極那一類型的人。

其實不必把這樣的問題放在心上，因為世界上根本就沒有一無是處的人存在著，所謂「天生我材必有用」。

有句話說，「無用之用」。例如，捕鳥者為捕鳥而佈下細密的網，可是小鳥只會被捕在網中的一部份上，如果以我們眼睛所看到的，應該只有那捕到鳥的一小部份網是有用的，但是如果只佈下那小部份的網，絕對捕不到鳥；所以，必需要由這許多沒有用到的細網來造就出有用的一小部份。這一個例子就好像是我們日常生活，或是人際關係中的一角，值得深入思考。這更可讓一些自以為工作的地點、階級、及性質無聊的人，了解他們所做的一切都是有意義的。

不論世上的任何事，都有它的意義存在。

再拿高山上生長的大樹來說。長得高大挺直的樹，一被人類尋得，立刻砍下做成樑柱或木板，這棵樹因為太醒目，所以無法長成千年古樹，反觀彎曲不直，看來沒有任何用處的樹，卻能活到枯朽了。

▲錢借出就沒有拿回的念頭

懦弱的人只要別人有事相託，他就無法將「不」說出口。「請幫我整理一下」、「請幫我帶個話」，總是有幫不完的事，雖然每次都下定決心要拒絕別人的請託，可是只要他們一開口，就又馬上點頭說：「好啊！」

如果是一些沒什麼妨礙的拜託倒還好，就怕是要你加入某某會，或要你出什麼錢。想必自己也很氣憤自己的個性那麼的軟弱吧！

最令人困擾的就是金錢的借貸。尤其是好朋友之間，只要一談到借錢，要不借出是很為難的。可是如果不講情面的拒絕他，反而傷害了朋友間的和氣，但是勉強借出，又怕拿不回來。

實際上有這種經驗的人，並不只是個性上懦弱的人才會有如此的困擾。

在大學宿舍裡，金錢借貸很普遍，也非常隨便，這時如果是一位個性懦弱的人，就很容易吃虧。

當他們和我討論到這個問題時，也是戰戰兢兢的，還用非常小的聲音問我：「有沒有拒絕的方法。」

其實在這個世界上，擁有、被擁有，拜託人及被委託的事項，並不光是金錢方面而已。人是群居動物，無法單獨生存，所以在不知不覺中，我們也將自己的精神投入在不斷的借入貸出裡。

一旦牽扯上金錢，就必須用哲學來解決。當別人向你借錢時，如果你不願意讓自己為難，就把錢借給他，但是，如果期限到了，仍然要不回來，也不要忿忿不平。當你比較後，認為錢拿不回來比拒絕對方好辦，那麼，還是選擇不讓自己為難吧！畢竟學生之間的金錢借貸並不是什麼太驚人的數目。如果真的害怕借出的錢要不回來，那麼你可以要求對方徹底說明：「為什麼要借錢？」經過你的判斷和了解以後再借出錢去，當然期限到了，對方仍然不還錢的話，你應該嚴厲的催促他還錢。

在我熟悉的兩家咖啡屋，曾經發生過一件有關金錢的故事。有一家店的老闆娘個性非常激烈，對於賒賬的催討相當嚴厲、激進，即使有別的客人在場，她依然不停的催討，而且不論賒賬的金額多寡，從不稍加寬容。

而另一家店的老闆娘，彷彿是個活菩薩一樣，即使客人到該還賬的時候還是沒還，他也不會逼著向他們要，所以大家對他的評語非常的好。

可是這兩家店的生意相比之下，反而是那一家催討嚴厲的咖啡屋生意興隆。為什麼呢？原來這家老闆娘催討不輟，客人的賒欠情況少，大家沒有心理負擔，心情輕鬆，所以樂於到這裡來；反觀另外一家咖啡屋，客人們雖然很想光顧，卻礙於自己賒賬未還，心理負擔重，所以只好敬而遠之了。凡事只要一涉及到金錢，往往就會變質了。

所以，如果不希望因為金錢的借貸而破壞朋友之間的良好關係，就應該嚴格的催討。若是你不願這麼做，就必須拿出勇氣拒絕對方。

▲明知對方無法完成，仍然請他幫忙

和受人委託一樣感到困擾的事，應該是煩惱無法完成別人相託的事情吧！

有些人雖然總是熱心的完成別人託付的事情，可是當自己有事相求時，對方卻一點也不願幫忙。特別在金錢方面，每次還要替他代墊。

這類型的人，在洗心術上來說就是「固執」。不過，也許大家都會睜大眼睛反對的說：「那麼好的人，怎麼說他是固執呢？」

世上所謂熱心人士，大概有兩種類型：一種是真正的好人，不過卻是不多見。另一種則是以大衆的目光為他行事的準則，這是標準的愛出風頭；這種人不是太自以為了不起，就是自卑感作祟。

因此，如果你委託的對象是這類型的人，那麼，事情大概也辦不成了。

當我們拜託別人時，總是找些好朋友或是值得信賴的長者，因為他們比較可靠；若對方是晚輩或是嘴巴不牢靠的人，就會稍加謹慎留意，因為有時這是關係面子問題。所以如果請人幫忙，一定是自己欠缺些什麼，不然就是無法辦到的事，才會委託別人。不過在委託時，有時還非得要透露某些程度的內情給對方，甚至說出一些自己不願說出的秘密。

如果是借錢，問題更多。因為別人不會光聽你說一句：「請借點錢給我」，就馬上答應，對方或許還會詢問錢的用途、償還能力、經濟狀況、償債計畫之後才會首肯。因此，金錢借貸之所以那麼令人討厭，就是因為借方在不得已的情況下，必須向貸方透露自己的家庭狀況及弱點。

舉個地下錢莊的例子。大家都知道地下錢莊的利息非常高，但是為何還是有那麼多人向他們借錢呢?原因是向銀行借錢會被盤問，甚至追根究柢的清查，至於地下錢莊就不用經過這些手續。舉凡人類，都希望將美好的一面呈現在別人眼前，而這也是一種固執；就因為太在意外表的美觀與否，讓生活變成了一種苦差事。

另外，無法輕鬆的拜託別人幫忙的另一個理由是：「如果被拒絕了，那多沒面子。」其實不用操心過度，如果不先試試看，根本不知道是否會被對方拒絕。

其實拒絕或是接受都要看對方的情況而定；當然，如果自己日常的言行舉止太過惡劣，那麼對方的答案是可預見的，所以，在拜託別人幫忙之前，過多的考慮確實是不必要。

▲不要熄滅信心之火

也許你還不知道，音量的大小和自信心是成正比的。有些不太愛大聲說話的人，喜歡把壓力往自己心裡積存。開會時，往往有人會抱怨說話者聲量過小，而說話者因為這樣的斥責，在無形中心理會愈來愈萎縮；事實證明許多說話聲量小的人，都有這種傾向。

這一類型的人在與人起衝突發生口角前，就會先向對方道歉。而這類型的人，又可分為自罰型和他罰型兩種。例如，在路上不小心和別人發生擦撞，馬上破口大罵髒話的人，屬於他罰型；如果認為是自己不注意而造成的過失，屬於自罰型。

在此這所要談的問題，是自罰型的人容易積壓外來或內在的壓力。他們老是認為，「是我自己無能」、「自己不好」、「我的作法不對」等等，這樣的想法使得壓力不斷積存，漸漸的，他的世界就愈來愈狹隘了。

自罰類型的人，首先要注意的事情，就是不要凡事信以為真，自以為大家都和自己有相同的想法。如此不僅容易招致更多的誤解，還會扭曲事實的真相。

自罰型的人，認為事情行不通就是行不通，毫無商量的餘地；像這種絲毫不給自己信心的念頭，根本沒有任何助益，反而容易使自己喪失信心。

▲出聲就有精神

我看到許多自以為：「因為我沒有才幹」、「再怎麼做也是白費力氣」、「鐵定會失敗的」等的人。

像這種動不動就認輸，最令人傷腦筋了。對這種人，我只想告訴他們一句話：「大聲說出你想說的」。每當我們在運動場上，不論是打棒球、排球，教練總是要求大家要大聲的喊出聲音來。尤其在正規訓練隊伍中，先進者或是教練，總是訓誡選手們：「再大聲一點」。

原來大聲喊叫是一件非常重要的事。

首先要知道的，並非有精神才令我們叫出聲來，正確的說法應該是發出聲音以後，才會有精神；因為在發出聲音的同時，力量才會源源不斷的湧出。

可是，當氣並不十分充足時，必須先從心理做起，如此一來，想大聲說話，才不會力不從心。另外，無法大聲說話的人，一旦要使勁出聲，就一定要有付好的喉嚨；而個性懦弱的人，喉嚨功能泰半也都不太好。如果喉嚨功能不佳，說話可能有些不清楚，一旦站在大衆面前，更是無法完全表達；這將使得他越來越懦弱、膽怯。

採用喉嚨健康法，能讓我們的聲音在更輕鬆的狀況下發出聲來。

《喉嚨健康法》

①坐著，輕輕閉上雙眼，合起雙掌摩擦到溫熱為止。

②雙手交互由下顎到喉嚨的脖子間，來回十八次。

只要每天做上五次，自然而然的就能很清楚的發出聲音來，也可以解除懦弱、膽怯的煩惱了。

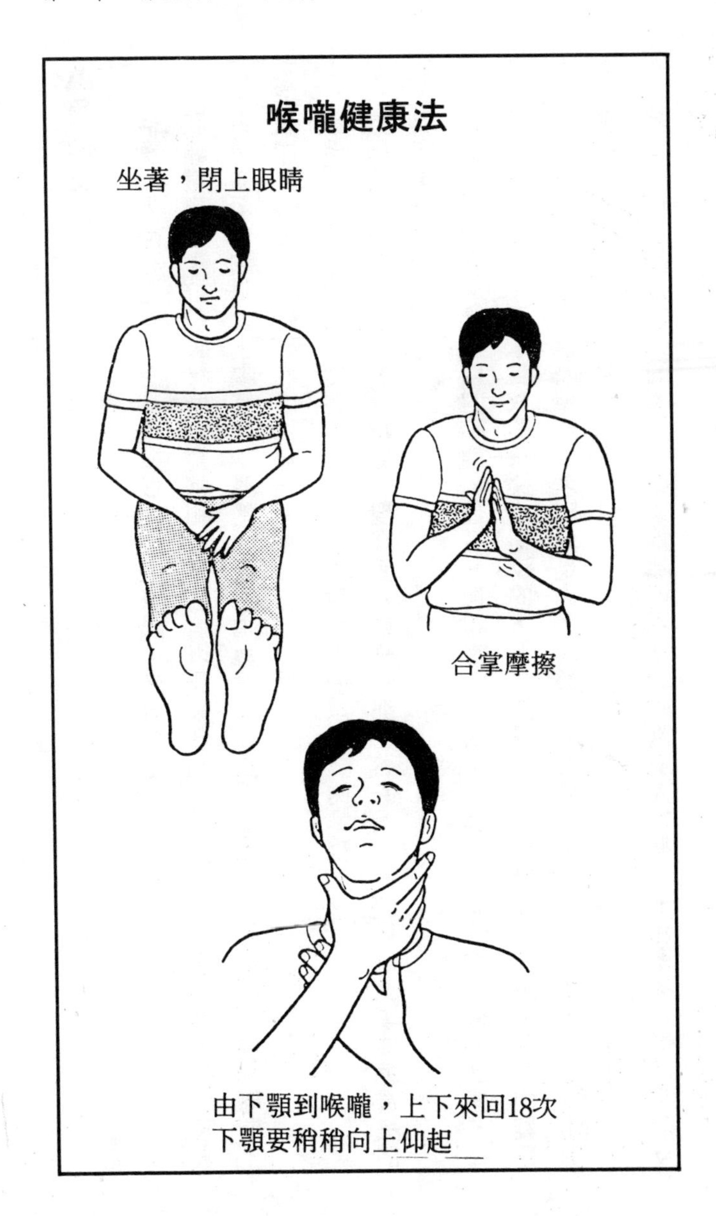
喉嚨健康法
坐著，閉上眼睛
合掌摩擦
由下顎到喉嚨，上下來回18次
下顎要稍稍向上仰起

▲急性子

俗語說人類有七癖；而其中又以個性上急躁，最容易讓別人看見。

我非常喜歡卡拉ＯＫ，所以經常和弟子們，以及來參加講習的人，一起舉辦卡拉ＯＫ大會，有時甚至會到附近去喝幾杯；雖然大家都唱得不怎麽樣，總還是有人會很得意的問：「怎麽樣，唱得還不賴吧！」

當然店裡的老闆和四周的客人，也都會對歌者抱以熱烈的掌聲。

不過在場的客人當中，有時會出現幾個對音樂特別狂熱的人，他們只是為了要聽音樂的節奏及旋律而來。

在這種場合中極盡挑剔的心態，也是一種非常「固執」。因為大部份的人來到這裡，只為了享受卡拉ＯＫ，追求自我的快樂；相反的，對於那種只要求音樂上的音階、節奏的癡狂者，是再愚蠢不過了。因為單純的歌唱只是為了娛樂，不去想它的好壞，這樣，不是更能讓人快樂嗎？

其實好或壞都是個人的喜好。如果說唱得不好會成為別人的噪音，那麽瘋狂崇拜音階及節奏，不是更令人感到不滿嗎？

其實歌曲本身並非只有節奏和音階，所以，即使唱得稍微有點走調，只要意境唱入聽者的內心深處，更能激起回應。

當有人對台上唱得不太好的客人發脾氣時，我們追究原因，可以發現發脾氣的人，針對的不是歌，而是他自己本身。

「我唱得比他好，為什麼他得到的掌聲和歡呼比我的還要多？」

這種問題並不稀奇。如果老闆馬上說：「想必您一定唱得更好，請您務必上台為大家演唱一曲。」那麼這位客人一定會立刻出現高興的表情，緊握著台上的麥克風不放。

諸如此類，動不動就發脾氣的原因，歸究起來只因為太在乎別人的看法了。其實如果換個角度研究這種心態，會發現自己的心胸竟是如此狹小。

大致上有些人雖然歌唱得不怎麼樣，卻很受別人歡迎，原因在於他們能不斷將快樂的氣氛帶給周圍的人們；當自己高興快樂時，一定也會覺得四周洋溢著一片歡樂；如果想要受到大家的歡迎，不妨先讓自己快樂。

當我們想到易怒的人的性格時，首先要知道的，是他的肝臟功能可能不太好。肝臟機能不好，容易產生倦怠感，食慾不佳。躺在床上，肝臟會呈肥大狀態，右邊的肋骨也會往上浮起，甚至有背痛的現象。在這種情況下，不論工作或讀書，都無法專心。

《肝臟健康法Ⅰ》

①臉朝上仰臥，安靜的呼吸。

②兩手合掌摩擦生熱。

③用左手在右邊肝臟部位摩擦。

此種方法可以使病人情緒穩定，還可以改善肝臟功能；不過需配合後面的方法，以預防肝病。

《肝臟健康法Ⅱ》

①盤腿而坐，將兩手放在大腿旁，用手掌撐在地板上。接著用嘴吐氣，再從鼻子吸氣；來回共三次。

②將右手搭放在左肩上，手肘緊靠在胸口，再把左手放在右肩上，將左肘和右肘緊靠。

★肝臟健康法 I

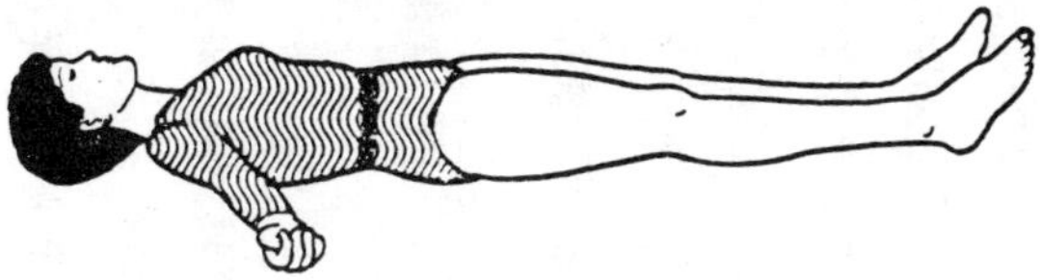

臉朝上仰臥，慢慢呼吸

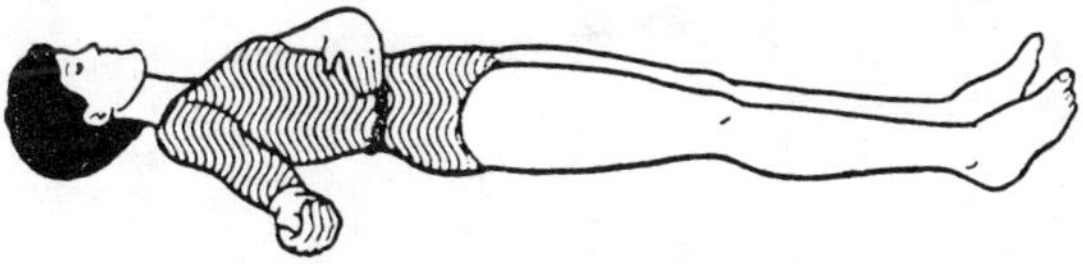

用左手在肝臟周圍摩擦

★肝臟健康法 II

盤腿坐下，
用雙掌支撐地板

將手肘緊壓胸部吸氣
直到感覺呼吸困難才吐氣

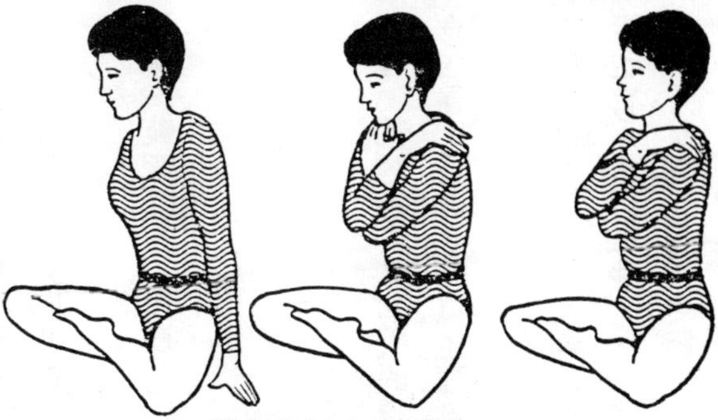

把右手放在左肩上
再將左手放在右肩上
（手肘要緊壓在胸部上）

③然後邊用鼻子吸氣，邊將雙肘壓緊胸部，使肩膀和背部呈緊張狀態。當感覺很難受時，就由口吐氣，接著放鬆雙肘的力量，和鬆弛肩部及背部的緊張狀態。來回共做九次。

這種方法的效果，是要逼出積存在肝臟及背部中的邪氣。

當飲食過量的第二天早上，或是宿醉，都可以採行這種肝臟健康法，將身上的不適完全驅除。

▲急躁的得失

焦急易失敗。過分的急躁，不論在工作場合或是學校裡，都容易引來別人的反感。

每一個人都有自己的生理規律。不過這裡所謂的生理規律，並非全部以生理為訴求，而是要在生活當中，尋求一種最舒適的規律。

以彈鋼琴做為實驗，可以發覺有些人的節奏會越來越快，但也有一些人會越來越慢。原因乃是每個人的脈搏跳動有快有慢，有些人會快一秒，但也有人會慢一秒。

所謂的急躁者，當他吃早飯時會想要準備午餐，吃午飯又會想到去買晚餐。

在工作上，急躁者會將預定的事記錄在筆記本上，不過只要能早一天完成，都會令他感到舒服。可是對於他周圍的人來說，這樣的速度未必妥當。有時也可能將別人的好心當作惡意來看，而且將脾氣發在別人身上，這時別人當然會不服氣。

因此個性急、脾氣躁的人，應該注意別人的行動速度是否也和自己一樣。

心臟跳動時快時慢，容易造成心跳不規律，這就是急躁的原因所在。又，在日常生活中，動不動就緊張急躁，使心臟負荷過重，心跳也會不規律。

在此介紹一種非常有效的行法。不過，當你做過身體有好轉的跡象時，千萬不要再好強的將積存的工作一口氣做完。

《心臟服氣法》

①頭放在枕頭上仰臥閉目，呼吸。

②向左側臥，將左手大拇指輕輕往手掌中央握著。接著用右手手掌放在肚臍上。

③以②之姿勢用鼻子吸氣，並把左腳彎成「く的形狀」。

④當氣吸不上來時，先停止呼吸。接著再邊由口吐氣，邊把成く字形的左腳伸直。如此做三次。

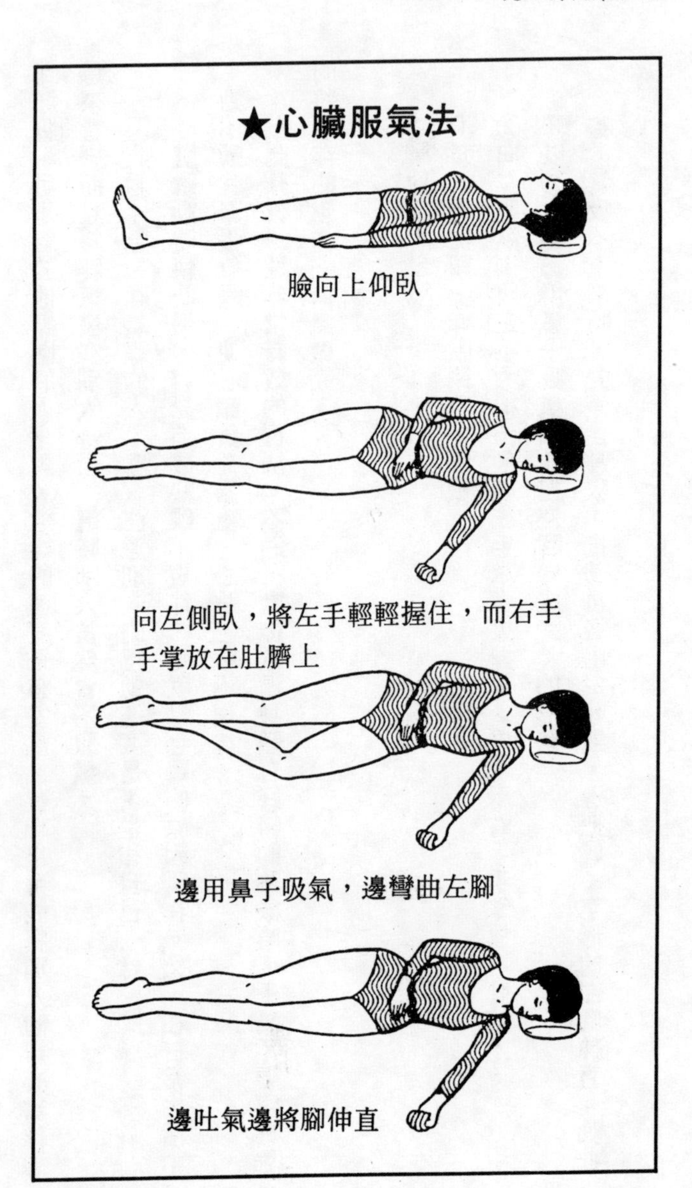
★心臟服氣法
臉向上仰臥
向左側臥，將左手輕輕握住，而右手
手掌放在肚臍上
邊用鼻子吸氣，邊彎曲左腳
邊吐氣邊將腳伸直

⑤接著換方向做，改右側臥，②～④做法相同，一樣的也要重複做三次。儘可能早、晚都做。

▲一想到「非如此不可」就開始焦躁不安

相信大家都知道什麼叫完美主義者。這類型的人只要一打掃，連窗戶玻璃都要擦得雪亮無比，心裡才會舒坦，而平常整理屋子也非得要一塵不染。從桌上的餐巾布到窗簾，甚至煙灰缸都是乾乾淨淨的，實在是過分的潔癖。

這種人為什麼容易著急呢？例如，只要待在家裡，就一定要打掃乾淨，因為如果不打掃整齊，一旦有客人來訪就糟了；所以在家裡，一天到晚擦這洗那的，忙個不停。

其實為什麼客人來一定要整理的那麼乾淨？筆者的屋子就連過年也不曾特別打掃。當然也不會因為客人比約定的時間早到或晚到而感到焦慮了。

「我非得如此不可」，有這種想法的人，在不知不覺中已經將自己束縛得透不過氣來了。

焦慮是引起腦中血液混亂的根源。當混亂過劇，就容易發生腦血栓，腦溢血等疾病。所以，在你倒下之前，焦躁不安就是徵兆。

如果你容易情緒急躁，或是興奮，請嘗試以下介紹的行法。

《敲頭行法》

①首先取一根長約十五公分的木棒，棒子的最前端用海綿裹住，然後取一綿布蓋住海綿，再拿根線緊緊的綁好。綿球大小約三～五公分左右。

②端坐，用①做好的棒子，敲頭部二、三百次到一千次左右。如果手敲酸了，可以換另外一隻手，兩手交換使用。要在心情很好的情況下，用力的敲。

採用這種行法，不只在焦慮不安的情況下，當你讀書或是工作消耗精力時，都可以使用這種方法消除疲勞。

我們經常用腦，血液會回流到頭部，可以用敲頭的方法使血液流回身體各部位。這種方法一天做二次。

▲希望注意力立刻集中

人可略分為三種類型：一是懷念昨天，二是只為今天打算，第三種是憧憬未來。追憶昨

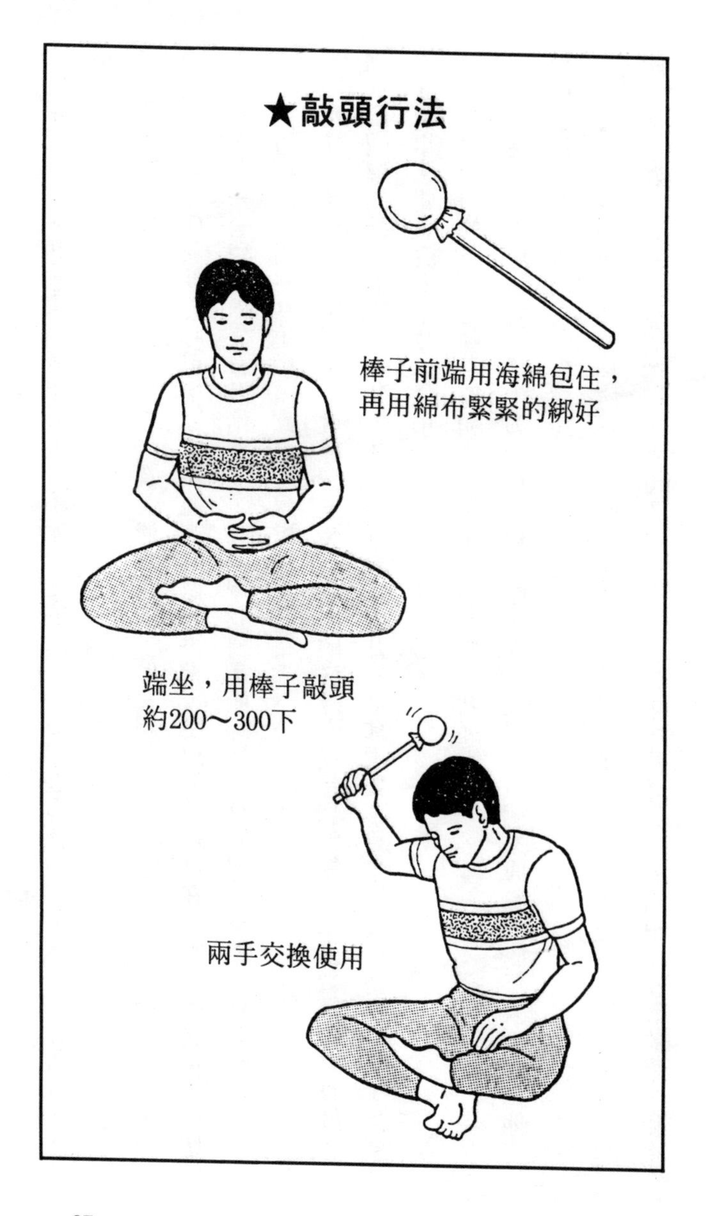
★敲頭行法
棒子前端用海綿包住，
再用綿布緊緊的綁好
端坐，用棒子敲頭
約200～300下
兩手交換使用

天的是老人，夢想未來屬於年輕人。不過真正的人生，既不在今天也非明天，而是現在的生活。

所謂的精神散漫，譬如像在觀賞美麗的花朵，他會想著工作；看著繽紛的煙火，就會想著明天天氣如何。他的心思根本不在他們所做的事上，所以無法玩賞在他眼前所展現的一切。可是過了一會兒，他又會開始後悔，「剛剛我要是能好好的享受那種樂趣該有多好啊！」

像這樣注意力無法集中，到底要怎麼辦才好？

每次一拿出英文練習本，就想到國文；拿出國文課本就想到數學；拿出數學參考書就想到別的同學的讀書進度；如此，效率根本無法提升。這種現象不只是出現在功課方面，甚至做任何事，雜念就會不斷的湧出，使自己無法專心。

其實坦白的說，這種心理和生理是年輕朋友們的共通點。

不過，為什麼這些人集中力特別不夠？原因在於他還是一個未成熟的成年人；因為他自覺自己不成熟，所以這個也想知道，那個也想嘗試。

這是一種向上求知的焦慮感。然而目標過高，卻又不斷的失敗，使他沮喪的懷疑自己的能力；不過，對於這樣的煩惱，大可不必擔心；只要集中注意力去做自己所喜歡的事，和應該做的事就可以了。

譬如，覺得自己的英文能力太差，可以藉由自己喜歡閱讀的書，如英文版的昆蟲百科、集郵等方面，著手學習英文。使用這種方法學習英文而獲得成效的人不在少數。

至於對數學束手無策的人，不妨立志：「將來我要讓地下錢莊跪下來求我」，用這種心態來學習利息的計算，也蠻有趣的。

所以，當你把趣味和嗜好相結合，再多做幾次，自然而然的就能讓自己注意力集中了。

▲強求容易招致反效果

有一種人為無法集中精神而苦惱，因為他們認為「我非得集中精神不可」。

這種人在讀書時，只要頭腦稍微轉往別處，就會有精神患者的舉動出現。譬如，當他無法集中精神時，會突然學蝙蝠飛翔的動作，或是慢跑等等。可是一面對桌子，又會想到「我非集中精神不可」，結果根本無法完全集中注意力。

事實上，在我們讀書或是思考時，注意力集中是必要的，不過，並不是只要精神集中就能產生偉大、著名的作品。

當注意力不能集中時，不論做什麼都無法令自己集中精神。就好像一個罹患失眠的病人，越想睡就越睡不著的道理一樣，因為太刻意了，反而使自己分心。

大家都知道水往低處流，如果讓它逆流，就是違反自然。從前中國人在搬家時，身上都只攜帶二只鍋子。一只是燒飯用，然後加水進去煮成稀飯；另外一只用來炒菜，炒完菜再燒開水泡茶。

古時候因為未發明電，所以早上大家都要起得很早，冬天就晚點起床；他們之中有些人在夜間工作達三年之久的，後來身體狀況都很不好。這證明人類生活的方式，應該依照自然的法則才是。

我常說：「人，不要固執」。固執的人對任何事都容易斤斤計較；桌子非得整理乾淨、筆記本不可亂塗亂畫，事情一定要按時完成；越是想這樣、那樣，到最後反而變成別人眼中的「老頑固」。

其實在筆記本上塗鴨，也不會有誰責備你；桌子沒收拾整齊也不是什麼大不了的事；如果一味在意這些事，就會分散注意力，無法集中精神；當你不刻意去想：「非如此不可」時，精神自然就會凝聚了。

▲鼻子和精神集中有密切關係

身體是根本，心理為決策、如果身體不適，心理就會有所顧忌，無法聚精會神。為工作分心、讀書的記憶力差而煩惱的人，經常沒有定性，注意力也容易分散，而且會因為自己個性上的缺失，導致灰心、喪志。

歸究原因，問題竟然出在「鼻子」上。這怎麼說呢？許多人根本就沒有厭倦感、注意力不集中等等的症狀，可是他們鼻子的情況都不太觀樂啊。其實當鼻子化膿嚴重時，不僅鼻子，就連眼袋、眼睛裡面，都會有膿；嚴重的話，連額頭也會有膿。病情一惡化，心情自然也會跟著低落，遇事不熱衷。此時脾氣容易暴躁、厭煩，思考能力和記憶力也會跟著衰退。

在治標必先治本的原則下，當務之急應該是治療鼻子。方法是先讓鼻子將水吸進，再由嘴巴出來；用這種方法洗鼻子非常有效，開始時也許不太習慣，而且很難受，不過，如果不治療，心情會因為鼻子的毛病，變得越來越壞。

≪鼻蓄膿治療法≫

★鼻蓄膿治療法

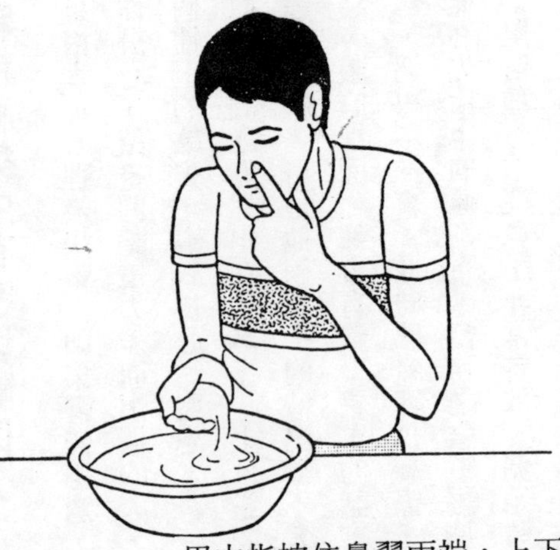

用中指按住鼻翼兩端，上下摩擦
將水倒入右邊鼻孔，再由嘴吐出

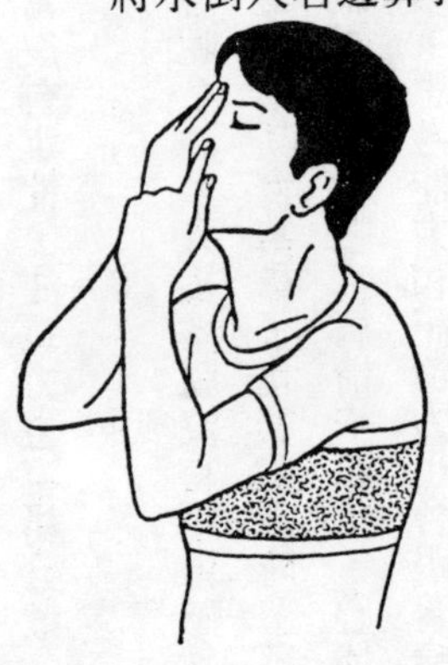

頭向上仰，以免水流出，左右各做三次

①用中指將鼻翼兩端上下摩擦十八次，以便讓膿流出來。

②用指頭壓住左邊鼻孔，右手掬手，再將水倒入右鼻孔，然後水由嘴巴出來。當水倒入鼻孔吸進去的同時，臉要往上仰，以免水倒流出來。

③以同樣的方式將水倒入左邊鼻孔，再由嘴吐出。左右各三次，早晚能各做一次更好。

採用這種行法將膿淸出後，才能安心工作，讀書也不怕記不起來，當然精神也能集中了。這種行法不僅可以用來治療鼻竇炎，對於鼾聲等都有不可思議的治癒效果。

洗鼻子的行法也可以消除疲勞，對於集中注意力也很有幫助。當你在工作或是讀書時採用這種行法，可消除疲勞、思緒泉湧，更能使你精神集中。

▲失去睡眠會死嗎

「想睡卻睡不著」。對於失眠的人，這個問題最切身；而我和失眠者的會晤，比其他病症的患者要來得多。

其中以睡得不好、在被窩裡不斷的翻來覆去、半夜不斷醒來、或是整晚都不曾入睡的人最多。也有的人一直做夢，絲毫沒有睡過覺的感覺，天一亮就馬上醒來。

容易罹患失眠症的人，多半是生活在戰戰兢兢的環境裡；其實如果真的睡不著，不必勉強自己一定要睡。

我有時也會在半夜起床，做約一個小時的行法。做完以後，雖然還會微微醒來，不過又馬上入睡了。

當你的身體需要睡眠，你就會自然而然的睡著；絕對沒有失眠會死的說法。如果你懂得洗心術，就更不必擔心。

有人對我說，他晚上上床後，只要一想到工作、將來可能發生的事，就會睡不著，接著一直抽煙到天亮。有些女人因為怕男人不喜歡她抽煙，所以除了自己單獨一個人以外，絕不在別人面前抽煙。

「我希望趕快結婚，雖然我不在大庭廣衆之下抽煙，可是自己一個人的時候還是會抽，如果兩個人一起生活，那麼我就可以連晚上都不抽煙了」，他解釋給我聽；如果真能做到那是再好不過了，可惜這位小姐到現在還沒找到對象呢。

所謂睡眠，乃是使頭腦處於一種無意識狀態中。不過人們要做到這點卻不太簡單。因為只要是人類，他就會不斷的思考。當思緒湧上來，最好的方法就是不去理睬頭腦正在想的事情。在被窩裡很容易做些空想，不斷的假想，譬如，結了婚，自己的丈夫又在外面拈花惹草該怎麼辦；其實這些假想都不是實際的，還是暫時把它們拋在一邊吧！

我建議這些悲觀的人，不妨多往好處想一些快樂的事情。

例如，結婚生子，孩子長大後順利進入一流學府，孝順父母，中了第一特獎又買下一塊地，這塊地因為四周的開發，一夜間地價暴漲等等令人興奮的事情。

雖然知道那是不可能的事情，還是會令自己睡得香甜、安穩。

任何人都有晦暗的一面，也都不知道明天將是什麼樣的局面，既然如此，又何必苦苦思考這些未知數、愚蠢的事情呢？如果你真的喜歡思考，不妨多想些可以令人振奮、快樂的事情吧。

▲從此不再失眠

有位已工作十多年，經驗豐富的上班女性，近來頻頻失眠。他在公司裡擔任困難的業務工作。原本身體就很虛弱，在他孩提時代曾經罹患肺結核，所以體育課時，只有乾座一旁看同學上課的份。因為身體太弱，連應該是快樂洋溢的青春時代，他都把自己封閉起來，不和同學、朋友們接觸。

「我一直希望有個健康的身體，我要克服精神上的軟弱」，他非常的渴望，經朋友勸誘就去參加宗教集會。在宗教活動中，大家完全以服務為宗旨，所以一有假日，她就去參加活動，和別人交談。但是在人前不太會說話的她，根本就很少和旁邊的同伴說話，幾乎都沈默不語。

當她感到非常疲倦時，心想：「我究竟是為什麼在做這些事呢？」她一興起這種不信任感，就再也不去佛壇了。接著她又因胃潰瘍，將胃切除一半。從入院、手術等痛苦住院期間，改變了她對人生的看法，可是復元後回到公司，又故態復萌了。

在部門裡她是唯一的女性，也可稱得上是公司裡的一朵花，不過她凡事都很謹慎，就因為如此，每天神經緊繃，最後，失眠了。睡眠時間從八個小時到六個小時、五個小時、四個小時，一直遞減，最後每天只睡二、三個小時。

接續昨天的疲勞，第二天一到公司，又立刻鑽進工作裡繼續努力。在她身、心俱疲的時候，決定接受洗心術的治療。

接受治療，解除了她長久以來的緊張心情，使她不斷的打哈欠。結束後，她感到有如經

★龍式睡眠法

取下枕頭，向左側躺

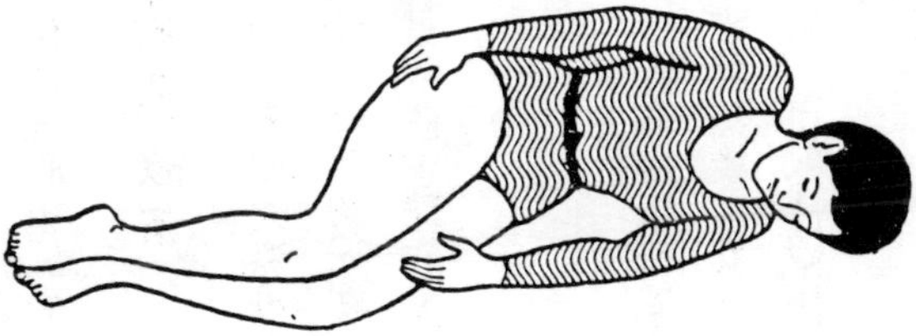

摩擦雙手

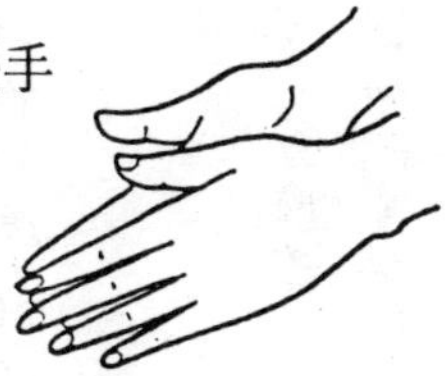

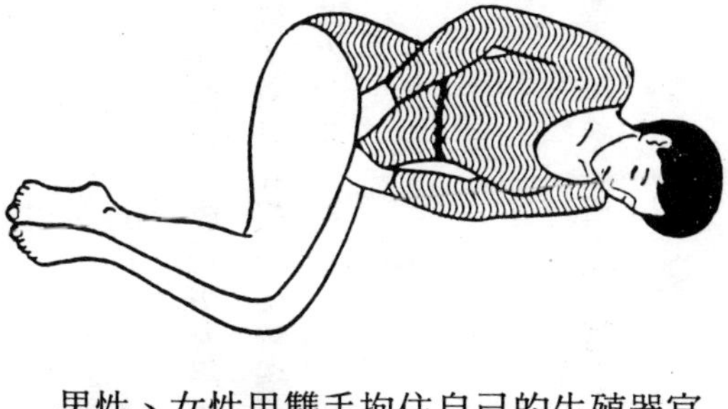

男性、女性用雙手抱住自己的生殖器官
用腿股將雙手夾緊

歷一場運動會的競賽，全身疲倦，一回到家裡，上床後就睡著了。從此以後，她不曾失眠過。

所以，當你做過洗心術，失眠絕不會再是你恐懼的對象。

▲沒有煩惱的睡眠法

睡眠如果不夠，會使人覺得沒有安定感。一想到昨天不愉快的事，或是明天將要發生的事就煩躁，容易使人睡不著。在此介紹「龍式睡眠法」。中國人有時在祭典上會舉行一項龍取球的儀式；這是依龍求球時，充實自己的力量，以獲得所需的安定感。

《龍式睡眠法》

①取下枕頭，左側向下側躺。將雙手合掌摩擦。

②摩擦至手掌溫熱後，女性用手抱住陰部，男性則抱住睪丸，然後用腿股將手夾緊。

晚上就寢前做，可保持愉快的心情入眠。

第三章

做好人際關係

▲頭腦不靈活

人際關係不甚良好的人，大體而言，他們頭腦也比較固執。

當車子發生車禍，滑落谷底時，有些人竟然能毫髮無傷，這種人的身體柔軟度一定相當夠。相同的，頭腦是否能靈活運用也非常重要。

「過於注意自己的外表，看不起別人，遇到不喜歡的事情就馬上表現在臉上；久而久之，這種人絕對無法建立好的人際關係；必須糾正自己的個性。」

有位二十八歲的家庭主婦對我說：我的大女兒今年就讀小學一年級，最近當選班上的幹部，不過她不擅於和同學交往。

這就是一種固執的行為。因為人活在世上，無法一切都順遂己意的去做。有時一件事用直線方式去做行不通，若採迂迴方式，卻可通行無阻；就像去買東西，你也一定碰過商店休息之類的事情吧。

就像天氣，有時我們想趁天氣晴朗，把衣服全拿出來洗，誰知道隔一會兒竟然下雨了。

我問大家，這時你會不會抬頭對天大發脾氣？大部份的人都會回答說：沒辦法，可是我會憋一肚子的氣，回床上睡回籠覺。

這樣的人也是固執。憋了一肚子氣就能使自己高興嗎？雨就會停嗎？其實在這種情形下，你應該換個角度想想：也許在下雨天裡，我能找到可以做的或有趣的事。

在和別人交往時，你會發現每個人的個性都不一樣，因此，不要太堅持非照自己所想的去做。對於自己討厭的人，自有對待他們的方法；果真是忍無可忍時，乾脆放棄，不要再和他們來往。

▲拋開固執

如何拋開固執的心呢？

為什麼我改不了？事實上，大部份的人都會認為，如果只有自己改，那不是太吃虧了嗎？我又沒有錯，為什麼要我彎腰曲膝；其實這些想法在基本上就已經錯了。

除去固執，既不是因為自己做錯事，也不是要向對方屈服；原因只有一個，那就是使自己快樂。

脾氣不好、不願與人和平相處的人，自然也一定是個頑冥不化、執迷不悟的人，如果有人真的能拋開固執的自我，那他的人生必然有真正的快樂；因為沒有人會對一個不替自己打算的人發脾氣。

認真的思考一下，我們從來就不曾失去過任何一件屬於自己的東西，因為我們本來就是一無所有。世上的一切，也總是不斷的由右向左，由這個人移轉到另外一個人的身上去。而親朋好友也非永遠都能在一起，人類終究有邁向死亡的一天。

我們常稱周濟可憐窮人的人為善心人，可是我們也常因為如此而瞧不起被同情的人；友情是多麼珍貴，如果對方借錢後抵賴不還，我們還是會動肝火；熱戀中的男女朋友，往往也會因為金錢糾紛，終致反目成仇。

以上所述，並不是要說義理、人情會因情況而變質，而是根本上都在於人的所做所為罷了。

相反的，如果你因違背常理自食惡果，也不要生氣、懊悔。再就是，假使你不想有任何的改變，不妨依照人類自始以來的習性，真實的生存在這個空間裡吧。

頭腦不靈活，並不是笑話。事實上，原因在於流往頭部的血液，常常會有遲滯的現象。所以，我們要學習做一做頭部行法。

《頭部行法》

①首先坐下，兩腿伸直。

②用雙手由頭的下往上，按摩十八次。

③然後用手輕敲頭部十八次。

頭部行法做完後，能使腦部血液流通順暢。平常常做的話，可使心情保持愉快。

▲朋友交往不可勉強

有許多人對於交朋友感到相當困擾。這其中不只是異性朋友，連同性朋友也如此。

有位大學二年級的女同學，她由小至大，全部都就讀於女子學校；雖然經常有豪華的舞會，可是她總是自己一個人去參加，讓她覺得很痛苦。最後，她用各種理由推拖，再也不去參加了。

她很希望能和別人交朋友，可是卻又自以為會使得別人不愉快。

這種想法實在是多餘的。依我所見，其實她是個容易讓人喜歡的女孩子。只是因為不知

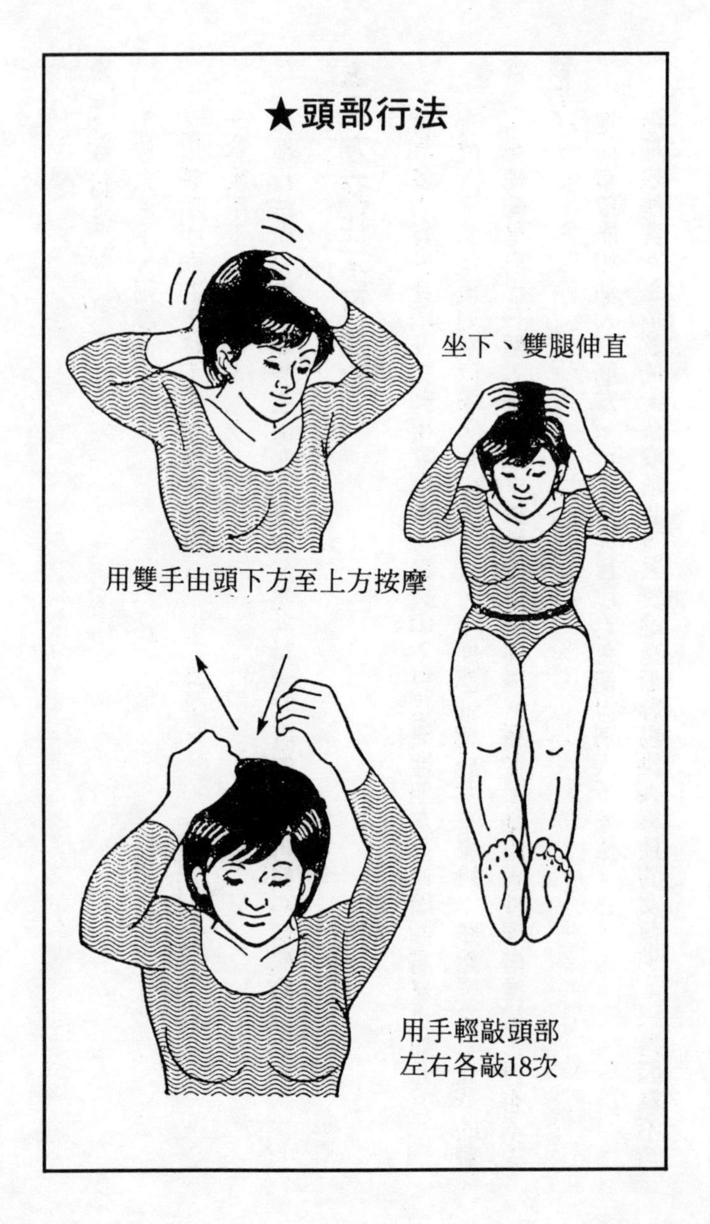
★頭部行法
坐下、雙腿伸直
用雙手由頭下方至上方按摩
用手輕敲頭部
左右各敲18次

如何交朋友，才讓她強烈的感覺被人隔離、拋棄了。這種想法使她非常黯然。而且她總是隱藏自己容易被傷害的個性，從不把感情表現出來。

像她這類的人，屬於先行動再思考型。也就是，從不想了再跑，卻是跑了再想。

其實只要有舞會就去參加，即使只是靜靜的站在那兒，結束後就回家也沒關係；如此參加過幾次以後，面孔熟識了，一定會有人過來和妳打招呼的。

事實上，對於交朋友感到困擾的，並不只自己一個人而已，應該還有一些人，因為沒有談話的對象而不願參加舞會。像這樣的人，如果見到了這位自認不會交朋友的女孩，一定以為救星出現，自然會來和她說話。

這時，如果妳說出：「我好怕交不到朋友哦！」我相信一定有許多的女孩，也會立刻同聲附和說：「我也是」、「我也是」。

不過朋友終究是朋友，不必勉強結交；如果你這麼想，而且也照作的話，一定會有許多人親切的來和你問好。屆時再相互自我介紹，如果對方以學歷或出身而嫌棄自己的話，這樣的朋友不交也罷。

對於志同道合，或是完全不同個性的人，不妨也慢慢自然的培養出你們之間的友誼。

▲雖然徒勞，反增趣味

我經常在道館裡舉辦聚會。因為氣氛輕鬆，所以每次總有二、三百人來參加。

聚會之中，有些人已經連續參加好多年了，所以成員的名單幾乎沒有什麼改變。

當我看到這些名單後，注意到一件事，每一次集會裡最快樂的人，竟然是擔任職務繁重的工作人員。確認通訊地址、招待券、準備食物和飲料等等，這些忙個不停的人，也是每次都出席參加聚會的人。

雖然他們會叫道：「吃不消」，可是仍會笑著說：「真高興」。

還是有少部份的人覺得自己好像在做工，不過大家都做得蠻快樂的；就讓我們來探討一下吧。說得明白一點，這些人在大家喝酒的時候，要準備食物、倒茶水，甚至沒有機會高歌一曲。聚會結束還要做後續整理工作。

在熱鬧的聚會中，他們忙著做自己份內的工作。而不喜歡擔任這工作的人，則認為自己枉費力氣。

生性節儉的人會認為：「這種事，做了也是白做」、或是「什麼，非得要把時間浪費在上面不可嗎？」

到底什麼是浪費？就拿運動為例子，橄欖球賽一場八十分鐘，以一個人拿到球跑的時間來計算，一個人平均要花費三分鐘。那麼剩下的七十七分鐘，這個人要做什麼呢？他徒勞的在場中跑來跑去，只為了那可能出現的機會罷了。

為了比賽，球員們要不斷的奪球、衝撞，如果說是徒勞無功，那麼球員們的舉動才真的是白費力氣。

然而，對於聚會的準備工作、橄欖球賽中的衝撞，不將這些當成是徒費無功，反而盡心盡力去做的人，才是真正的活在現在，這些人也正是值得交往的朋友。

▲不必刻意營造氣氛

不會賭博的人，其實也可以自在的生活於不屬於他自己的圈圈裡。

這種人在進入嗜賭如命的圈圈時，會非常痛苦。即使工作時，大家的話題也都離不開麻將、賽馬、小鋼珠，使得對賭博絕緣的人，完全插不進一句話。因此，沒有相同話題的人，自然的被排拒在外了。

就算去喝酒，同事們也都在打完麻將、賽馬結束後，贏了錢才去，所以他們根本就不會邀你一起參加。

即使在一起喝酒的機會，他們的話題仍然談論著賭博方面的事，這使得不賭博的人，在這之中感到很無趣。雖然不是故意冷淡他，但是其間就是有隔閡存在。

在現在這個資訊發達的社會，每個人家裡都有電視，四周也不斷傳來各式各樣的訊息，沒有人會被孤立，反而都樂在其中。所以，雖然他們心中不快樂，也開始學打麻將、看電視裡的賽馬節目。

其實如果真的不喜歡賭博，就不要勉強自己，更不要口裡聲聲叫著討厭打牌、討厭打牌，可是還是照打不誤。

如果這種情形無法改善，不妨先將自己的喜好範圍擴大。其實興趣也會跟著時代的變遷而有所改變的。如十年前盛行的事物，現在根本就不流行了。像打麻將，也已經不像從前那麼熱門，反倒是輪盤、賽馬正大受賭徒們的歡迎。

非賭博性質的遊戲，近來也漸漸受人們喜愛。但最重要的仍是選擇自己有興趣的，然後再集結一些和自己有相同愛好的人；如此一來，別人就會說：「他雖然不會打牌，但他可是其他活動的好伙伴哦！」這時你會意外的發現，竟然有人聲援你呢！

▲放鬆你自己

曾經有位在東京公立高中教英文的教師，向我訴說他的經歷；我想我可以完全了解，他將自己從周圍的人掙脫而出的歷程。

在他初進學校後，驚訝的發現學生的素質普遍都很低，甚至連英文二十六個字母都背不出來，當然，文法就更不用說了。

當他向校長報告時，聽到的數學老師和國文老師都笑著說：「沒有什麼好上的，所以只好在黑板上寫一寫。」

雖然如此，他仍然認真教學，不管學生們的學習態度如何，他絕對不放棄。上課時，他儘量採取閒聊的方式，有時則施加壓力，不然就是以評論的形態，來討論近日的電視節目。無形中學生們的功課有了些許的進步，因為他採取輕鬆的上課方式有別於其他老師，所以很容易和學生們打成一片。

可是一回到辦公室，情形就不一樣了。「你繃的太緊了，所以現在才會覺得疲勞不堪；

況且太過急躁，也會有反作用出現的」，這時，他才開始感到害怕。

他熱心的教學，對於學校的同事，無異是一顆炸彈，而且妨害了大家。由辦公室的氣氛看他所處的立場，使他更爲憂鬱。

原因是他太投入自己的工作。只要他稍微放輕鬆，不再那麼急躁就可以了。急躁容易使人起衝突，一旦發生衝突，關係將會惡化，而關係一惡化，即使你想彌補，也要花費好一段時間。

▲別人是別人，自己是自己

有人對我說：「我想要辭職」。因為她懷疑有人在暗地裡偷偷地說她的壞話；中午休息時，當她要出去吃飯，那個人就要她幫忙買便當，不然就故意派工作給她做。一定是那個人看她年過三十還不結婚，所以瞧不起她。

「我知道她瞧不起我，背後還說我的壞話。她和我同一個部門，長我一歲，最近結婚了。可是她到處告訴別人，說我沒人要，不然就是結了婚也會變寡婦……」，看見她悶悶不樂的說著，讓我感覺到她似乎有精神上的問題。

「妳不認為這只是自己憑空想像的事嗎?而且是一種自我暗示。具體的說，就是妄想。妳說很擔心別人無理取鬧，可是對於平常在背後批評妳的人，又那麼的依賴她?」我說。然後，她含著淚說：「您有所不知，現在我連在工作上都會被欺負，說壞話還故意讓我聽見；不然就是專抓我的話柄，藉此故意嘲笑我。」

「其實妳不要一直去想那個人有多壞，如果妳認為那個女同事在說妳的壞話，不妨去問她本人，為什麼老是在背後偷偷的批評妳。我想，對方一定會目瞪口呆，因為她不知道妳在說些什麼。追根究柢，應該是妳不喜歡那位女同事。」

果真，她馬上用強烈的口吻回我說：「是的，我是討厭她。」和我猜想的答案一樣。厭惡感是不信任的開始，會讓自己不斷的疑神疑鬼；可是事實上，這位女孩所謂的壞話，完全是她自己針對自己憑空想出來的。

初見面時，她看起來很溫順，但實際上個性卻很剛強。在公司裡，她眼看周圍的女同事一個一個的結婚了，可是只有自己毫無動靜，再加上那個比自己大、討厭的女同事也結婚了，使她自尊心大受打擊，「我比她年輕、漂亮，為什麼她結婚比我早。」只是她從未仔細追究原因的所在。之後，她的個性變得乖戾、心中有疙瘩在。

可是，她又不願別人看到自己憂傷、軟弱的一面。因而壓力就漸漸積存，再也承受不了壓力時，就把自己裝扮成悲劇中的女主角，作為逃避的方法。

「為什麼只有我會受到這樣的欺辱，錯根本不在我。可憐的我啊……」

為了演出悲劇，如果沒有人演反派角色，就不能符合劇情，而自己又不喜歡身旁的那些女人，所以就任性的將這些反派角色派給她們。

其實不管誰要結婚，都是一件喜事。嫉妒，只是一種固執；拋開它，你就能生活的更自在。果真如此，妳將不會再在意對方的一舉一動了。

▲怪癖使自己精疲力竭

有些人只要自己不稱心如意，眼睛就會感到疲勞。

假如你討厭的上司在你右手邊，你就會覺得右邊有人在監視，即使沒往右邊看，你脖子還是會向左邊歪。這是壓力所造成的，原因在於自己太過專注相同的方向了。

一個人用慣了右手，那麼他的左手就會比較遲鈍、不靈活；走路的動作，也是從我們最早學走路的第一步開始，一直到死為止，都不會改變。

站立的姿勢也是一樣，如果你是個習慣先用右腳的人，那麼到你死的那一天，還是會用右腳先站起來。

如此長年累積就容易生病，因為常使用到的部份會積勞成疾。所以，只要去除我們常自以為然的習慣，疾病也會自然痊癒。筆者用右手寫字，所以拿東西時，就改用左手。如果在電車上，他就用左手拉吊環。以道家來說，他們開門時都只使用小指和無名指，以裨便這兩隻不常使用的指頭，能夠儘量的使用到。

為了確保飛機飛行安全，時時都要做保養的工作。人的身體也是一樣，如果光使用某一部位或器官，就容易疲勞，血液不順暢，當然各種毛病也會跟著出現。如果不設法改善，會越來越嚴重，最後變得無法復元。

因此，對於人際關係感到焦慮的人，必需先注意眼睛是否容易疲勞。當然，現在這種辦公室自動化的時代裡，眼力經常使用過度，使得心理產生焦慮、不安的現象。所以，在公司裡，休息時間可以做一些眼睛的行法。我想不管在任何工作場所，一定都有休息時間，大家可利用這個空檔找個地方，甚至在洗手間裡也可以。

特別是修理鐘錶的人，他們必須使用眼睛觀看一些細微的儀器，而且經常將眼靠在專用的放大鏡上工作。這種工作容易使眼睛疲勞，所以必須進行眼睛的行法。導引術和洗心術幾千年來，由中國道家滙集其中精髓為大成，並且以各種形態流傳於民間；經常使用目力工作的人，正可採用此種方法治療。

▲心理健康最重要

在人際關係中，最大的困擾莫過於和上司起衝突，或是相處不融洽。

自己身邊的人，或是社團活動中，即使會有摩擦不相往來，也不會影響生活；一旦對象是自己的上司，那麼就得每天生活在暗無天日之中了。不僅自己不願意和他以臉相對，甚至他下達的命令都懶得遵從。

世界上，不論你走到哪裡？都有不順自己心意的人。一樣米養百種人，還是將喜好和厭惡視為自然的產物吧。

如果想生存在這個社會上，最好的方法就是超越它。譬如，不管上司說什麼，你只要照單全收，不要加以反駁就沒事了。

以我個人來說，平常出門都要穿襪子，可是臨出門忽然下起雨來了，家人就會要我把襪子脫掉，以免弄濕；換成衣服淋濕了要我脫下來，我也會趕緊脫下來的。其實順著對方的要求做事，是很輕鬆自在的。

而自己之所以會和上司起衝突，肇因乃在我們違反了上級的意思、命令；我們可以以三個月的時間來衡量，對上司下達的話不做任何批評，唯命是從。如果我們持續如此，相信上司不會再有無理的要求。即使真有任何的批評，他也會認真的針對事情發言。

假如過了三個月，一切還是沒有改善，你可以向公司申請調職。若得不到回應，或者得不到好的待遇，不妨辭職吧。

並不是別人都能了解自己的心事。如果喝喝酒、和異性交往就能解除壓力，那是再好不過了。假使已超過警戒線，自己也應該會心知肚明。

在西洋醫學上也有這樣的學說，他們稱之為壓力學說。所謂壓力學說，乃是由加拿大生理學家塞里耶先生首創的，根據他的學說，當壓力加在人體上，大腦感受刺激時，會分泌出一種賀爾蒙素。這種賀爾蒙立即開始在身體內部各處運行，以求平衡。

也就是當壓力產生影響時，身體一有反應就會採取應急措施。不過這種反應只能在短時間內，如果持續刺激過度，就變成疾病了。塞里耶先生稱這種壓力所引起的疾病，為「壓力病」。

這種壓力病容易引起高血壓、腎硬化、糖尿病、胃潰瘍、風濕症等，對於這些疾病，西洋醫學已有相當卓越的研究。

其實這種現象早在古代中國，就已經為道家所洞悉，並將它歸入洗心術治療之內。假如自己已忍耐至極限，仍然「不行」的話，不妨改變路線。不管是改變公司制度，或是改行都可以，總之，健康重於金錢。絕不要為了生活死抓住工作，最後卻賠上了自己的健康。

▲拍馬屁也是一種才能

不論是誰，都必需擁有自己的信念，不過一旦過於極端，在和下屬討論工作細節時，心裡總會抱定一種只有自己是正確的想法，而且堅持採用自己的意見。

「為什麼非把對方打敗不可呢？」

當我問他時，他理所當然的說：「在上司或是外人面前一對一辯論，如果被下屬駁倒，是很沒面子的；何況我的地位高高在上，經驗又那麼豐富。」

可是，你有沒有想過為什麼害怕被下屬的發言駁倒呢？

「的確，我也曾經想過」，「聽聽他們的意見不也很好嗎？而且他們都比我年輕，又是我的下屬；聽完他們的意見以後，如果我還是認為自己的意見比較好，仍然可以摘取其中的優點。」

其實說話的時候，可以依實際情況改變我們原本想說的主題內容，也許這有違自己的初衷，不過只要能確切的表達，就不必刻意去限制了。

假如要攻下一座城堡，用什麼方法最好呢？那就是開出一條路，讓敵方逃跑；否則敵方以死做全力抵抗，自己反而會蒙受莫大的損害。

不過還有比上述更好的方法。那就是在戰前對敵方做通盤了解，這樣不僅可以使自己的損傷降至最低，甚至可將對方的力量借為己用。

工作上也是如此。在開會前，先和下屬做意見的溝通，會議上可由下屬發言報告。如此一來，大家都會知道，「這位上司氣度真大，他將下屬調教得相當不錯」，當然這位上司也獲得了很高的評價。

可是有些人則認為自己的上司並沒有這般的氣度，甚至將這種行為視做暴露自己的無能。如果你的上司是這種人，不妨考慮辭職吧。

現代社會中，只要有實力就不怕找不到工作；但是如果你怕找工作，那還是不要批評上司的好。我想即使拍拍他的馬屁，也無不可啊。

俗語說：「龜甲成於歲月」、「為人父母方知親恩」，如果我們未到某種年歲，就無法了解在那樣的年紀裡應該知道的事。

所以，上司之所以能站在高處，自有他獨特的才能。即使是靠逢迎諂媚得來，那也是他個人的才能。如果自己能往這方面想，那麼，一定能和上司相處融洽。

▲任何事都有它「對的地方」

有位女性抱怨說：「因為我的目光太銳利，所以男人都不敢接近我」。這是一位小學教師，身材嬌小、面貌姣好，她自認為目光太銳利，但平常不太戴眼鏡，非不得已才戴上眼鏡時，目光反而更加兇惡。

我直言無諱的對她說：

「別人之所以感覺妳目光銳利，並不全是近視的緣故，相反的，是妳的個性太剛強，繼而流露在妳的眼神中，妳不這麼認為嗎？」

接著，她反駁的說她不覺得自己的個性剛強。因為她非常愛哭，如果自己做錯事，也一定勇於悔改，「不過當自己是正確的時候，就絕對要採行自己的主張」，這種做事方法真是強硬。

自己怎能說自己是對的呢？其實究竟孰對孰錯？任何人都分不清楚。

德國哲學家黑格爾曾經說過：

「人類社會中，不論在哪一個時代，只要有一個理論出現，就馬上有一個對立的理論產生。在我們談論之中，另一個世界也正在誕生。」

孔子的儒家思想也是如此。雖然歷經文化大革命的各種批判，如今它又再被重視。

世上沒有絕對的事情。如果任意裁決自己是對的，別人是錯的，就是固執；只要撤去心中的固執，就能敞開心胸，擴展與人之間的友誼。

許多人自己雖不擅辯論，但是一旦見到有人主張錯誤的事情，他們一定會沈不住氣的說：「我可不這麼認為」。

當然，這並不是要大家「不要有自己的意見」，只是，自認為理論正確不過是自己的想法，若是認定別人的想法是錯誤的，自己反成固執了。

如果大家的意見都被認為是正確的，那麼氣氛就輕鬆多了，而且每個人的神情也會十分柔和。

當你想要擊敗對方，那麼對方和自己就是相對性原理。要消除這種現象，是去除對方的緊張，還是要緩和自己的情緒呢？如果採取緩和自己的情緒，你就不再會有想打敗對方的念頭了。

當人情緒激動時，會有種肩膀用力過度的感覺，也就是肩膀感到極度的不舒服，此時只有採行放出力氣的行法才有效。

《落肩行法》

①盤腿坐著，眼睛輕輕閉上。

②邊用鼻子呼吸，邊將脖子伸直，兩肩向上抬。

③當呼吸困難時，稍稍放出肩膀的力量。接著，將上抬的雙肩如石頭般的放下，再由口吐出氣。如此重複做九次。

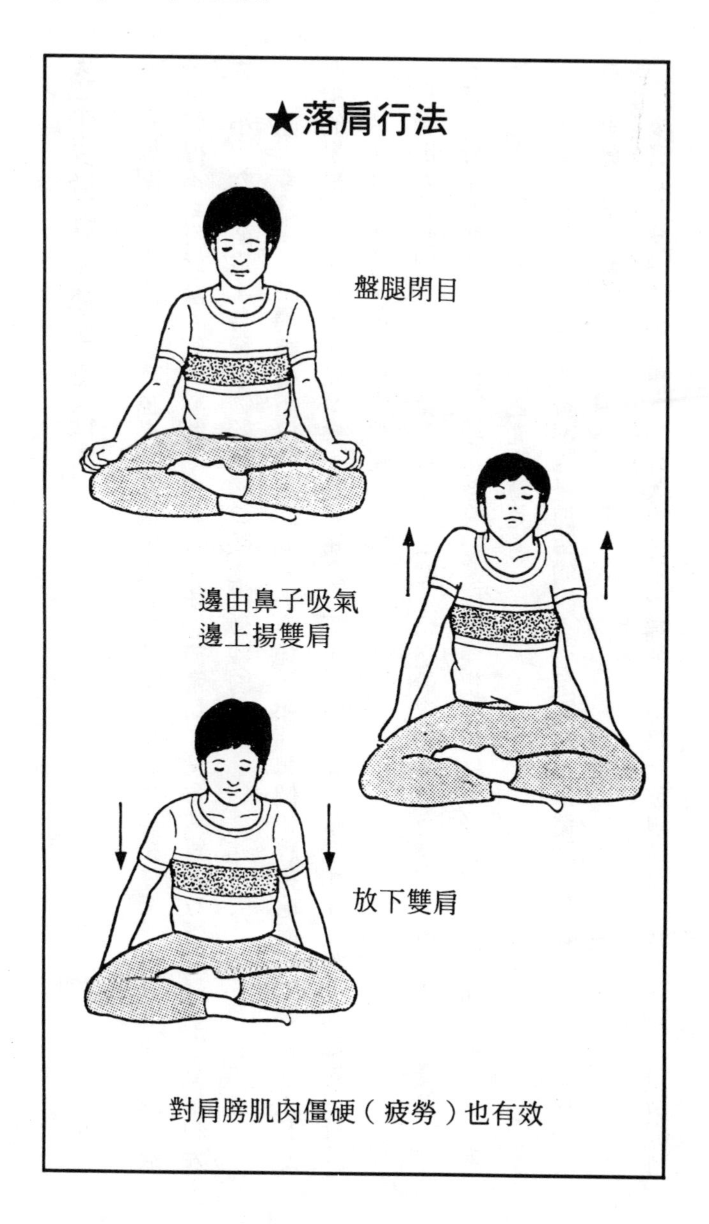
★落肩行法
盤腿閉目
邊由鼻子吸氣
邊上揚雙肩
放下雙肩
對肩膀肌肉僵硬（疲勞）也有效

▲不喜歡就不要再來往

與周圍鄰居交往，有時也是一件很煩人的事情。可是如果不相往來，一旦發生緊急事故，可就得不到附近鄰人們的幫助了。若是交往過於密切，又會被對方看透自己家中發生的大大小小事物。所以，各種事物關係的兼顧是很微妙的。

除了經常串門子的媽媽們以外，許多人都為如何和鄰居們和睦相處而感到困擾。尤其是所謂的學校家長委員會、兒童會、鄰居組合等等，許多人非常厭惡和住在附近的鄰居們打成一片，而且這樣的人還不在少數呢！

從別人的眼裡看來，會認為專職的家庭主婦是最空閒、最有時間，所以大家都硬推一些會長、幹事之類的義務工作，給這些家庭主婦們。想拒絕又不好意思，究竟如何是好呢？當然，先生們不會給太太任何正面的意見。

果真討論起來，先生的答案也是簡單的說：「拒絕吧！」這時，最好以先生的意見為意見，畢竟他是一家之主。

宴會時最常發生一些事。如有人天生不愛唱歌，但是大家以輪流方式取代指名，所以再怎麼討厭，也不會有人有異議。但是有些人對歌唱具有一番狂熱，只要拿到麥克風就愛不釋手。

在宴會上，總有人不喜歡與人打交道，他會注意大家的眼神，而且不隨便自動報上姓名，以免突顯自已的存在，並自認為這是一種謙讓的美德。可是，如果你是一位有謙讓胸襟的人，會強迫自己討厭的人嗎？

如果你不曾試著拒絕，那麼就無法知道和鄰居們相處不愉快的情形是什麼？其實除了自己不願擔任這些職務以外，還有許多人正排隊急著想做呢！那些人為了出風頭，總是在人前做出一付偽裝的姿態，所以一旦當不願接受任何職稱、職務的人允諾出任時，就很可能招來他們的怨懟──「就因為他，我才當不上會長」。

拒絕後，雖然會讓周圍的氣氛失和，但是，如果能使自己從痛苦的禁錮中解脫，又有何不妥呢？

「不過，也許有一天我需要他們的幫忙……」

記住：船到橋頭自然直。

到時候只要自己客氣的說聲「對不起，拜託拜託」就可以了。如果對方一口回絕，也不必太在意。若是執意認為發生任何事，就要向周圍鄰居求助，不是太固執了嗎？

假使家裡發生火警，難道怕街坊鄰居會不來取水救火嗎？火災時，人人都會攜帶家中貴重財物逃出，而且為了不讓火勢漫延到自己的家，更會自動提水救火，這就是其中的道理。

這種人並不是完全不和鄰近來往，而是拒絕參加自己不喜歡的社團活動，更不是不需要街坊鄰居的守望相助。如果因為依賴別人而使自己痛苦，他們會選擇「不」。而大人們有時在做決定時，會感到有些許的困擾存在；他們害怕，如果自己拒絕參加兒童會或是家長委員會的幹部，孩子會覺得沒有面子。

其實大人們不用擔心孩子會有這樣的感受，因為孩子們不像大人那樣的固執，即使父母雙方不相往來，孩子們還是會玩成一片；有時父母交待不可和不良少年在一起，孩子們也不會照做。有時如果孩子很在乎這個朋友，還會偷偷瞞著父母，跑去和他玩。

所以，當你要做任何事之前，絕不要考慮它的失敗率，若是你不做，就永遠不知道結果如何。

▲不求回報

不論是助人或是被人幫助，都是人情義理之所在。至於有些人則不太能放鬆心情去依賴別人的幫助。特別是一些經人介紹才能入學、就業，或是安排與某要人會面，這時心裡會更感到不安、有負擔。而完美主義者，他們更認為有所得就必有所回報。

其實根本就不必去想這些既無聊，又會使自己混身不舒服的事。就如我經常所說——「恩惠是不求回報的」。

這些人如果得到別人的恩惠而不回報，心理就會不舒服，認為違反了「受人恩惠者當圖回報」的古訓；但我建議這些人，不妨試著去除掉這種觀念。

所謂的恩，就是不論你做了、或是轉頭不理會，都沒有人會責怪。不過，若是賙濟者將他自己為別人做的事，蒙上施恩的色彩，那就算不得是恩惠了。同樣的，如果為別人做了某些事，心裡卻只想到「我對他有恩」，那這也不是什麼恩惠。

如果明白以上的道理，就大可不必再為「如果不報答他的恩惠，我會一輩子不安心」，而傷腦筋了。

第四章 解除愛的煩惱

▲愛情不是配件

許多人為異性而感到苦惱，特別是「沒有異性朋友怪寂寞的」。

這種情形在高中階段特別明顯。當學生們在國中就學時，一想到只要進了高中、大學，就能擁有自己的羅曼史，不由得咬緊牙關努力用功；尤其進入高中後，看見周圍的同學們都有男朋友、女朋友，更是躍躍欲試。

不過，同班同學中，大家都有異性朋友，只有自己仍然遙遙無期時，就會感到不是滋味。有時聽到同學們的交談：「剛才在車上有人遞信給我」、「要不要交換看日記」，就一心想要交個朋友，不管對方是誰都沒關係。可是因為在火車上、公車中什麼也沒發生，所以每天都過著失意的日子——「哎——，今天還是沒人來和我說話」。

就因為班上同學幾乎都有異性朋友，唯獨自己沒有，感覺好像有股被遺棄的落漠。所以，有些人會故意在人前逞強的說：「我的朋友是這麼說的」、「這是他的興趣」等等之類，捏造有關異性朋友的謊言。

事實上，所謂的戀愛，既不像皮包，也不是手袪，當然更不是自己身上的配件、裝飾。

在高中、大學時代，如果沒有異性朋友，等緣份到了，仍然會結婚，況且彼時的戀人不見得就是現在結婚的另一半。

「大家都有異性朋友，所以我也想要交一個」，諸如此種因焦慮、虛榮心而選擇的異性朋友，多半都有飢不擇食的的弊端。

其實戀愛是自然的現象，猶如水往低處流，彼此喜歡，自然就能結合在一起。如果特意去勉強，只會增添自己的不愉快。

▲驕傲遭損

許多人為自己的「一點也不受歡迎」而悶悶不樂。其實這只是自己的猜想，並無絲毫根據。若是自己心儀一位女孩，卻一直不敢向她表白，甚至不敢和她說話，自己只好每天悶在心裡頭了。

如果這樣，應該先試試和她說話，不論什麼樣的題材都可以。只是一見了面，所有想說的台詞怎麼也記不起來，最後只好宣告失敗。假使最初你以伶俐的對白，高雅的談吐接近對方，她很可能馬上提高警覺；反而，如果你只以簡單的天氣、流行趨勢、學校上課情形等等為有趣的談話材料，就很容易和對方打成一片。

我想，可能有人會反駁我所提出來的建議，說：「如果對方漠視我的存在，那我不是很丟臉嗎？」

千萬不要太過自傲，因為它和自卑感往往是一體兩面的。假如你想以欺騙的方式交往，絕對無法持續長久的。就像光踩煞車，絕對無法使車子前進，正確的方法是必須慢慢加油，再踏上加速器，才能使車子行進。

近來有些年過四十的男人，遲遲不婚。問他們原因，原來是女人們喜歡接近他們，而且還頻頻送秋波，使他覺得維持這種情況比結婚好。

其實女人對男人和藹可親是自然的事，但並不單只對某個男人使眼色；可是男人們卻常自以為「只要我拜託她辦的事，她一定馬上做，八成是對我有意思」。

如果問他對方是否真的對他有意，他卻又答不出話來了。

至於真正原因是因他們畏於承認「她對我有意思嗎？」、「我喜歡她」。也可以說這類型的男人害怕被女人拒絕，所以每天生活在自己受女人歡迎的幻想中；其實他們真正害怕的是自己的幻想破滅。所以，這種人雖然以驕傲為防身的武器，但無形中卻使自己損失了某些應該可以得到的東西。

人與人交往貴在真誠，撇開驕傲的態度以笑臉迎人，一定能夠敞開對方的心。現在，我想教大家一個簡單的微笑法。

《嘴角上揚法》

①使用大拇指和食指按在嘴的兩端。

②用手指慢慢的向嘴的兩端往上推即可。

▲讓表情自然流露

「我現在雖然有交往的對象，但是自己並不是真的很喜歡他，每次見面，絲毫沒有快樂的感覺。我已經疲於應付了。可是他又是一個那麼好的男孩，我實在不知道該怎麼辦才好。」

這位女孩畢業於東京的某短期大學，現任市公所職員；男方長她兩歲，現在仍住在家鄉。其實並非沒有辦法可想，如果真的合不來，還是儘早分手的好，絕不要勉強在一起。越想要有所彌補，情況反而會更糟。

現代的觀念總以為「心裡再怎麼悲傷，也不能將它形之於外，必須要內斂」，但這畢竟不是長久之計，最好的方法應該是將感情自然流露；痛苦時有痛苦的表情，快樂時有快樂的笑容，奇怪時有懷疑的樣子，如此才能算得上有健康的感情生活。

喜歡就說喜歡，不感興趣就直接明說，不要再拘於小節：「女人不能說這種事」、「不可以有這種態度」。將從前舊有的觀念全部都丟掉吧！

如果能說出擺在心裡許久的「我真的不喜歡他」，不僅心情會感到放鬆，明天一早起床更會覺得全身輕鬆、自在。

有位男士在婚禮即將舉行之際，還在考慮自己是不是真的想結婚。

像他這樣的人實在叫人不敢領教。當初自己宣布的喜事，臨了卻像無事人般的冷眼旁觀。他真的愛對方嗎？而對方也愛他嗎？真正的倆情相悅，應該有種熱情燃燒的感覺才對。

可是他覺得自己的感情正漸漸冷淡，不禁自問：我還愛她嗎？這使得他非常痛苦。

當男女雙方第一次見面，有時會對對方產生一種心跳加速的感覺，而這種感覺是從自己內心深處湧上感情時，才有這樣的現象出現。

我們常在不知不覺中受到雜誌、電影的煽動，認為如果沒有異性朋友，在精神及肉體上就算是有缺陷，而為了不讓別人用異樣的眼光看自己，就焦急的去結個異性朋友。

總之，只要有個人自己能把他（她）稱為自己的戀人就安心了，最後，對方也抱持這種心態互相交往。如此持續幾年，既沒有任何的不滿，但也不會有任何的激情出現。

如果雙方決定以結婚做為結束，卻又無法擔保將來會不會後悔。決定後如果悔婚，對方及其家族，甚至自己的父母，可能都不會諒解，如此一來，連帶的也會因而失去個人的信用。結果，既苦於無法處理自己冷漠的感情，也不知道如何結束這場婚姻的遊戲。

所以，最好的方法，我想就是將實情告訴對方，說不定告訴對方以後，才會發現倆人的感情竟是如此的深厚。

最近，我曾和一位戀愛中的女性談過話。她的男朋友和她在同一家銀行上班，今年二十五歲，稍長她兩歲。

她倆人是同期進入銀行的，從實習開始就保持良好的交往關係，之後，在假日或是下班以後，倆人也都是輕鬆自在的說說笑笑，很自然的就成為一對戀人了。

剛進入銀行時，她曾打算工作到二十五歲再提出辭呈，不過近來她打消了這個念頭。

她曾提出要「早點結婚」，可是男方要求說：「工作的性質一直在變化，等到完全熟悉後再說吧！請妳再等一年好嗎？」原來他今年已經安排了要和朋友們一起出外旅行、欣賞音樂會等等活動。

男友的背景好，又是大學畢業的高材生，應該不會不誠實，所以這位女孩放心的答應了。可是最近她卻越來越在乎了。原因是同期的女同事們，老是跑來問她：「你們什麼時候結婚啊？」聽她們的口氣，似乎銀行裡的女同事們，都在談論她和男朋友的事。所以有些女同事們就跑來問她：「什麼時候結婚啊！在哪兒舉行、誰當媒人、結婚以後住哪裡？」等等事情。

最後，使她無法靜下心來工作。如果事情稍被渲染了的話，也會使自己生活在痛苦中。所以，她既害怕男友把自己當成是一個麻煩的女人，又不願這位出身名校的男友從自己身邊離開。

就因為如此，每當倆人見面時，她有意無意間就會露出催促的表情。其實即使女方不催促，只要男方有心，雙方還是會結婚的。

不過最重要的問題是，應該這女孩如果不改變她是因為男友的學歷而結婚的態度的話，這個婚姻早晚還是會亮起紅燈的。

▲如果擔心婚姻不幸福，請不要結婚

我也和來訪的某位女士談到結婚對象的個性問題。所以這位女士就向我請教，如何才能知道結婚對象的個性和自己合不合得來？

其實最好的辨別方法，就是將自己的對象帶到我這裡來，只要見過一次面，談過話，我就能知道對方是否有隱瞞，能否白頭偕老。

如果妳誠心邀他一起來，卻被他拒絕。可想而知，他是一個沒有責任感的男人，甚至可以斷言，千萬不要和這種男人結婚。

有位來訪者，我問她與男友認識後的交往情形。她告訴我，他們已經交往七年了。這時我立刻告訴她，這段婚姻已經是不可能的了。因為若是交往三年以上，對方還不願意結婚，可見他並沒有誠意，還是儘早死心，另外再找新的對象吧。

我還問這個女孩，為什麽拖拖拉拉交往七年之久呢?她說雙方父母都反對，而且一直都是這樣的情況。

果真如此，我勸她還是不結婚的好;即使父母反對，要是他在乎妳，一定會堅持和妳結婚。

不過在那種情況下，結婚典禮的費用、成家費等，就得全部由自己張羅；如果沒有錢，可能連婚禮儀式都省略不舉行了。

也有些人一開始就擔心：「我的婚姻會不會失敗？」如果當你在結婚之前就考慮到婚姻會不會失敗的問題，那麼我勸你，在一有結婚念頭的時候，就應該立刻打消它。

在我認識的夫婦中，有一對的情形是這樣的；他們不顧父母的反對而結婚了，不過並未舉行結婚儀式。雖然他們因相愛而結合，但是在這漫長的夫妻生活中，夫妻偶而也會發生口角。通常夫妻吵架，如果發生口角，女性總是佔優勢；先生們則會說：「如果妳討厭我，可以出去！」

這句話必須注意的是，所謂的「如果妳討厭」，也可以說成「不討厭就不要出去」。最後，這位太太變了臉色說：「我們連婚禮都沒舉行，現在你要我走，我才不走呢！」就因為這句話，夫妻倆結束了爭吵。

這對夫婦，先生已於二、三年前退休了；可是直到現在，他們才痛快的說出雙方一直懸在心裡的話。

其實即使花費幾千萬、幾億的金錢來舉辦豪華的婚禮，都不過是短暫的；所以，即使不曾舉行隆重的結婚儀式，還是有許多夫婦，一起共同渡過了人生中美好的歲月。

所以，這些遲遲不結婚的人當中，雖然有著父母的反對聲，可是最重要的，應該是當事人之間，因某種原因而不願意結婚才是。

另一種情況，就是你喜歡對方，卻畏懼婚姻之途，而這一切都是身體不適所造成的，那麼，你可以採用我所建議的行法。這種行法適用於任何人，可參考第五章的《腹腿溝（鼠蹊部）柔軟法》。

▲選擇你的最愛

常常有人抱怨：「我怎麼都交不到一個很漂亮的朋友呢？」許多人在選擇異性朋友，或結婚對象時，總忘不了這一點，如果不小心忘了，就會發出一連串的不滿。

如果你以某事為重點，就應當下定決心：我選擇了她，就不在乎她有多奢侈、浪費。

假如，自己以事業為重，那麼可以找一位和自己志同道合的女性。如果喜歡美女，那她就不一定要具有俐落的工作效率。

所以，你喜歡漂亮的女人，那就挑選一位看不厭的美女；可是，也許她既不會做飯，也很可能會把先生的薪水全部花用一空；不過，你不必有半句怨言，要愛自己的選擇。若想拓展事業，那對象的臉蛋和身材就是其次了。

人生在世，有各種境遇，尤其是從年輕時代起。學校畢業後，努力工作，當你好不容易能為將來打算時，也許因為戰爭，在太平年代中的產業完全不符實用了；大家改變方向，生產戰用物資，而你則必需要一切從頭開始。

這時，即使先生要換工作也會說：「好啊，就做這工作吧！」這種率直的女性就是你的選擇。而這種女性，也一定都相當有氣度。

至於女性在選擇另一半時，也是同樣的道理。有些女性喜歡溫柔的男士，不僅如此，還希望對方：家世好，不必擔憂生活，可以盡情揮霍。

不過，兼具多方面優點的人畢竟不多。所謂「追二兔者不得一兔」，在這種情況下，不正是真理的表現嗎?

我經常到東南亞觀光旅行。同團的男性團員，每到晚上就全部不在飯店裡，因為他們喜歡四處遊玩。可是一到了白天，他們又都在巴士上呼嚕呼嚕大睡。所以，除了我以外，全部的人都睡著了。

看了這種情形，我好言相勸的說：「如果你們是來觀光的，那麼晚上就不要出去夜遊。應該選擇一種你們喜歡的。既然在觀光巴士上睡覺也要付錢，乾脆就選擇夜遊，白天在飯店睡覺，不要出來觀光了。」

凡事都要得到滿足是非常困難的，當一個人一有慾望，就容易產生不滿的情緒。同樣的，如果你在工作上以才幹自詡，就得忍耐自己的壞脾氣，否則別人看到的你，將只有缺點而已。

▲學歷不是一切

有的女孩真的很美，明眸皓齒、輪廓生得很好看。這樣的美女，周遭一定不乏護花使者，可是她們之中有些人仍然年過三十，渺無喜訊。若往深一層觀察，將會發現個中原因。

有位美女，她提出絕不嫁給長子，因為如果嫁給長子，勢必要照顧他的父母，這當然表明了不願和公婆住在一起的態度。其實依現在趨勢而言，幾乎人人都希望結婚後自組小家庭，所以這種心態是可以理解的。

不只是這樣，她還要求對方是薪水階級，公司位置要在東京市區內；至於年薪，最少也要伍佰萬日幣；這位女性希望的條件可真不少。

每位聽過條件的人，都有種被愚弄的感覺，因為她所針對的，根本不是對方的人品；除了金錢、地位、環境等條件以外，對於男方所擁有的真正本質，絲毫沒有半點的評價。甚至對於自己結婚後該有的家庭責任，也都不抱持任何感情。

坦白的說，如果和這位美女結婚，那就等於註定一生的不幸。假使這位美女選上我，我想我決不願意和她共渡一生的；況且她也不可能選上我，因為她只選擇「不是長子」、「工作地點在東京的人」。

不過，當這位女性眼見身邊的朋友，一個一個的都結婚了，心想只要對象比朋友們的先生優秀一點也可以，可惜這時適合的對象，已經越來越少了。

像這種心地如此冷漠的人，若不是眼見，絕對無法了解清楚的。

所以在交往時，要先弄清楚對方是不是只在乎你的身外之物。因為當有人說：「我喜歡你」時，也許對方所指的，乃是你所擁有的一切，而非你本人。這些身外之物，好比說是你哪個學校畢業的？有多少財產？事業前途是否看好？……

如果對方所愛的只是這些名與利，還是不要勉強結合才是。

▲驕傲是婚姻的絆腳石

也許出乎你意料之外，近來所謂的晚婚女性，她們幾乎都是生長在良好的家庭中、畢業於一流學府、貌美、服務於大企業，就因為她們有著相當不錯的條件，所以格外引人注目。

不久前，一位好友的女兒，喜歡公司裡的一位男同事。這位男同事似乎也對女方頗有好感。依女方看來，這位男士一定會來求婚的；果然，他有些焦慮的透過工作上的先進們，代為告訴女方「他喜歡她」。這原本應該是一件值得賀喜的事情，誰知道友人的女兒竟砰然的拒絕了。

她只說了一句：「他並不是我所喜歡的類型。」

這女孩為什麼會這麼說呢？她明明很「喜歡」這位男同事的，難道她以為自己在做夢？其實是這女孩自尊心太強，她心裡想到：「我希望他熱烈的追求我」、「我不是那種沒有價值的女孩子」。所以，當男方請別人代轉求婚口訊時，她毫不考慮的就一口拒絕了。之後，她甚至對公司的人說：「我絕對不會嫁給一個不敢自己求婚，優柔寡斷的男人的。」

依她自己看來，她有正當的理由，而且還要讓別人對她刮目相看，但是結果卻完全相反。因為那位煞費苦心向她求婚的男同事，再也不接近她了，而她自己也因為這件事，使得自己在公司裡的風評不若往昔。

也許這位男士不向她直接求婚，有點讓人覺得不太滿意，但是，有許多純情的男士，只要站在他喜愛的女人面前，雖然也會開開玩笑，一旦談到正經事就會開不了口了。

事實上，這位男士只想到，無論如何也要讓對方了解自己的心意，所以才出此下策。被拒絕後，傷心的他不久也請調到分公司去了。之後，他和當地的女孩結婚，組成一個幸福的家庭。

相反的，這個女孩後來辭去原來的工作，暫時待在家裡幫忙做事，不久又到別的公司去上班。但是因為她的年紀比別的女孩大，所以就業的條件，就比不上其他年輕女孩。雖然她經常換工作，可是一直沒有找到一個比較好的工作環境。

當然，在那些新工作裡，也有男性向她示好，可是她卻一副愛理不理的態度，所以一直到現在都還沒結婚。

在現代社會中，只要你有喜歡的對象，縱然由女孩主動求婚也並不為過；如果是聰明、伶俐的女性，她還會託人代傳口訊向對方求婚，之後本人再親口告訴對方。只要有誠意，採取任何方法都是可以的。

人的生命應該像流水一般，順其自然的生存下去。如此，才能淸楚的看見自己周遭的一切，再也不會犯下愚蠢的錯誤了。

▲小心遭嫉

嫉妒乃是人類感情世界中，一種天生的本能。嫉妒是不分對象的，即使兄弟姐妹，八拜之交，也都存有嫉妒。

不過這種情形一旦在男友關係中生成，結果必是不斷的引發紛爭；特別是在女性職員較多的公司裡，這種爭風吃醋的心理是很危險的。

現在有許多行業，女性職員比男性還要多，男性職員實在少得可憐。自然而然的，這些男性就成為女性爭奪的目標了。

有一家經營食品的工廠，員工幾乎全部是女性，至於年輕男性更是少之又少。所以只要一有年輕男性進來，馬上會造成轟動。最近，就有這麼一位年輕人進入這家工廠工作。工廠裡有個女孩名叫知子，她對這位年輕人絲毫不感興趣，甚至討厭他，因為這男孩並不是她喜歡的那一類型。

可是在工廠裡，所有的同事每天都在談論這個男孩的事情，所以知子在不知不覺中漸漸和這男孩熟稔，而且也跟其他的女孩一樣，對他充滿了憧憬，一看到他就非常興奮。這樣一來，卻招致同事的怨恨和嫉妒；她甚至以身相許給對方了。

之後，她方恍然大悟：「我自始至終根本就不曾愛過他嘛！」

雖然她已經意識到周遭同事們的眼光，可是她自己也做出越軌的行為了。

▲甜檸檬的戀愛

如果要對別人說明這個人老是不服輸，我們可以以心理上的「酸葡萄心理」或是「甜檸檬」來做比喻。想必大家都知道這個有趣的理論吧！

所謂的酸葡萄，乃是出自伊索寓言的故事。有一隻狐狸在山上看見了好吃的葡萄；他想要摘下來吃，可是葡萄生得太高了。他跳了幾次都沒吃到，最後他說：「畜生，這麼酸的葡萄能吃嗎？」然後就跑開了。

狐狸想吃，才跳上去摘葡萄，可是每次都落空，所以他就認為葡萄根本不好吃，這種心理是故意壓抑得不到東西的失落感。為了使自己死心，才會有氣憤的心理說：「那種東西，我才不屑一顧呢！」

和酸葡萄心理相類似的，就是甜檸檬的理論。大家都知道檸檬非常的酸，可是為了讓別人相信自己，就說出有利己方的話，我們稱為甜檸檬理論。

「這樣我就心滿意足了」。這種為了抑制自己的情緒而有的想法，正好是酸葡萄心理的反面景觀。

譬如，朋友的女朋友很漂亮，而自己的女友卻長得不怎麼樣，有些人就會有酸葡萄心理：「人長得漂亮，花的錢也就比別人多」，不然就是甜檸檬心態的說：「長得不漂亮的人脾氣比較好」。

不論怎麼說，這兩種心態都有不服輸的心理存在著。

▲不要輕視自己

人在失戀時，通常都會先責怪自己。如果因此而自尋短見，就未免把自己貶得太過分了。

「我沒有被愛的價值，甚至連臉都丟盡了。所以我也沒有愛人的資格。今生要想和自己所愛的人共創幸福的生活，是不可能的了。」

其實，你並不知道對方是否真的看到你的缺點了。也許對方看到的，儘是你的優點也說不定，所以，人不必表現得太謙恭。

我曾經和各式各樣的人談過話，所以多少也知道一些人生的百態。有些人，他們在某個公司也許被視為無能，可是到了另一個公司，也可能被重用。

相同的，戀愛也是一樣；雖然這個人嫌棄你，可是也許另外一個人正死心踏地的愛著你也說不定。

有的人自認為長得很漂亮，可是別人並不這麼認為。相反的，雖然你覺得自己長得很醜，可是也許有人認為你彷若仙女下凡一樣美麗。

世界上的事，並非全如我們所看到的。所以，即使有人討厭你，你也不必太過絕望。

▲將缺點拋到九霄雲外

近來做整容手術的人越來越多了。因為失敗率低，而且技術上也有顯著進步的緣故。當然一次手術的花費是相當可觀的，可是因為家裡給的零用錢多，所以年輕女性想要做美容手術，是輕而易舉的事情。

許多年輕人對我說：「老師，我想要去整形美容，你說好不好？」

當我聽完之後，只是回答說：「沒有什麼好，也沒有什麼不好，你要去嗎？如果你想去，那就去吧！」後面我又加了一句：「有人說你哪裡不好看嗎？」

有個女孩突然想去割雙眼皮。因為她短期大學畢業後，參加各個公司的面試時，聽說單眼皮會給人不好的印象，所以她才有這樣的打算。

怎麼會有這樣的說法呢？

不過，這女孩是否打算工作一輩子不結婚呢？或是已經覺悟，不想擁有一個屬於自己的家庭呢？

如果她還是想結婚，走入家庭的話，接受整容手術會不會是個錯誤的決定？

因為，如果自己的結婚對象，最愛妳的地方正是妳的單眼皮，那該如何是好？是不是再整容一次，恢復成原來單眼皮的模樣呢？其實對於單眼皮雙眼皮的喜愛，是沒有絕對標準的。也許每個公司的主試官，他們都喜歡任用單眼皮的人也說不定；甚至有些男人還認為，單眼皮是性感的表徵呢！

我常對一些身材嬌小的女性說：「妳沒有腳嗎？」因為她們老是穿著長度蓋過腳踝的長裙。她們說這是因為自己的腳太短，可是依我看來，她們是為了追求流行，而忘記自己的需要了。

「上帝不會將二件東西賜給一個人」，所以，世界上沒有十全十美的人。不過上帝仍然賜給人們，每一個人擁有他自己的優點。因此，依人的臉形、身體、性格的不同，就會有完全的不一樣的人出現。如果要讓別人看見自己的漂亮和優點，應該儘量發揮、展現才是。

儒家說：「身體髮膚受之父母，不敢損傷，孝之始也」。損傷的意思並不光指身體上的傷害，還意味著不可因自己觸犯法律，使身體受到刑罰。

至於缺點，那也是我們人類全身的一部份。若是為了找出自己的缺點而煩惱，那麼你的煩惱將會永無止境。況且像單眼皮這種與生俱有的，怎能算是缺點呢？即使稍微細小一點，還是有你個人的特色，不是嗎？如日本紅星松坂慶子，她就是單眼皮。

只要自己在穿著打扮上稍微留意一下，仍然能顯出自己特有的韻味；如此一來，相信一定有更多的男性仰慕者想要接近妳。

有很多的個案顯示，在經過整形美容以後，整容者收到的評語是：「我還是喜歡以前的妳」。如果因為妳的整形，改變了男友對妳的心，那實在是太得不償失了。

▲不可以貌取人

有些人一定有過以下的想法：「長得不漂亮不是我的錯，怪，就要怪我媽媽，誰教她把我生得這副模樣的」。

其實大家都想說出自己心裡的怨、恨。不過若以母親的立場而言，母親也會抗議的說：「你生得醜，也不光是我的錯，依我看來，要怪，我們都要怪妳外婆為什麼把我們生得這麼醜。」

所以說，這一些責任只好全部都歸咎於自己的祖先了。

我們最在乎的就是自己的容貌。假使說，妳是一個二十歲的年輕女孩，那妳的價值是否決定於妳有沒有高挺的鼻子，或是大而明媚的雙眸？如果用這樣的標準來判定表決妳這個人的價值，我相信妳一定會很不服氣。

有這種反彈的情緒是必然的：「眼睛小又怎麼樣」。這時妳一定想讓別人知道妳還有其他的優點。

說話時，妳可以運用文雅但不脫俗的詞藻，溫柔卻不做作的表情，如此一來，即使是和天生擁有一雙美麗大眼睛的人相比，妳仍然能顯出自己的特色和魅力。

▲消除狐臭

不敢表明自己所愛的人，也許是在他的身體上有某些問題所造成的。健康的人選擇健康的身體，病人選擇生病的人。選對象時也是一樣的，身體健康是最基本的要求。

至於體臭，則被列為個人最重視的問題之一，而體臭多半是狐臭所引起的。在此，將介紹各位治療狐臭的方法。

治療狐臭乃是採行腋下呼吸法，平常只要找空檔做一做即可。所謂的體臭，臭味最濃烈的地方，就數腋下所散發出來的味道了。在現代生活中，雙手舉動的機會較少，所以使得腋下的氣味容易滯留不去，因而形成狐臭的味道。如果能消除狐臭，也就等於幫助許多人，解除他們的困擾了。

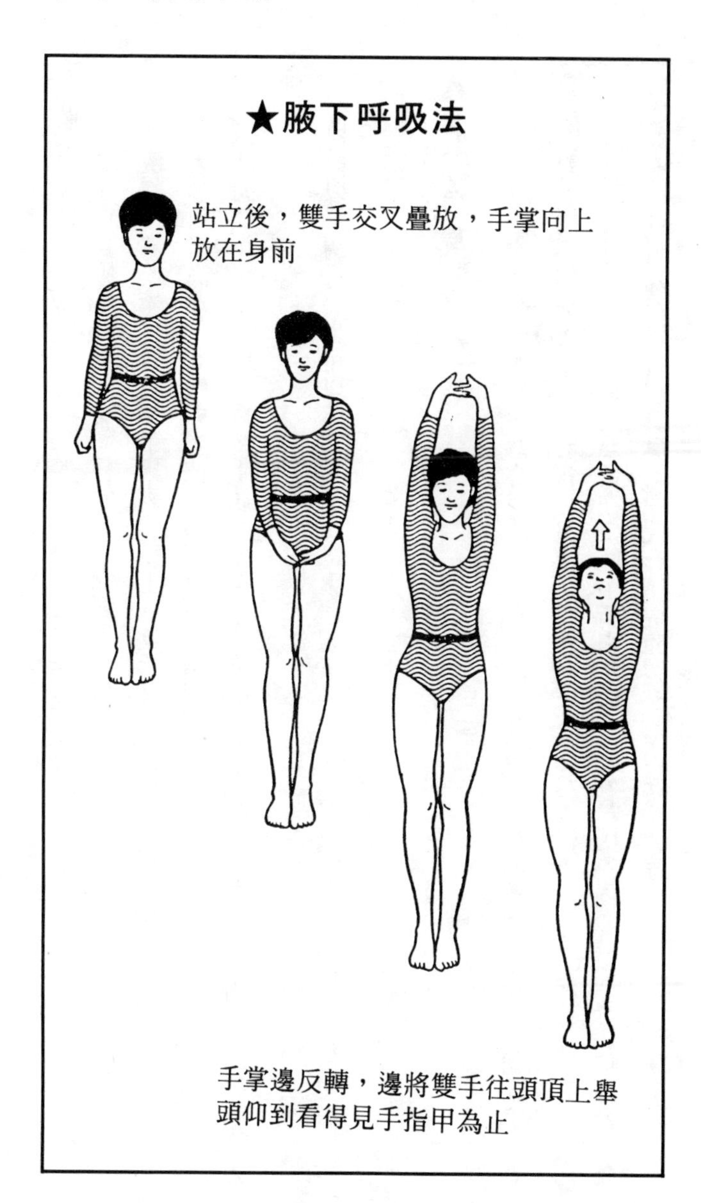
★腋下呼吸法
站立後，雙手交叉疊放，手掌向上
放在身前
手掌邊反轉，邊將雙手往頭頂上舉
頭仰到看得見手指甲為止

≪腋下呼吸法≫

①採直立姿勢，將雙手交叉疊放，手掌向上，置於身前。

②邊將手掌反轉，邊將雙手舉到頭頂上。當手往上舉時，要從口中吐出氣來。

③手儘可能高舉，此時頭要往上仰到看得見指甲為止。

④吐完氣後，閉上口，再將手放回原來①的位置。在做③時，身體上半部要稍微向後方仰。

採行以上的行法也可以健胃、至於胃腸功能不佳，導至口臭的人，做這個行法也很有效。

▲消除口臭

有生理上的隱疾，即使面對心愛的人，也無法坦然訴說心裡的愛意。因為，每當倆人約會，面對面時不能靠得太近，心裡感到萬分的沮喪。

口臭原因有二：一是食物殘留在口腔中所引起的；另外是因為內臟機能不佳的緣故。特別是胃不好時，就容易引起口臭。在此介紹健康胃部的方法給大家。

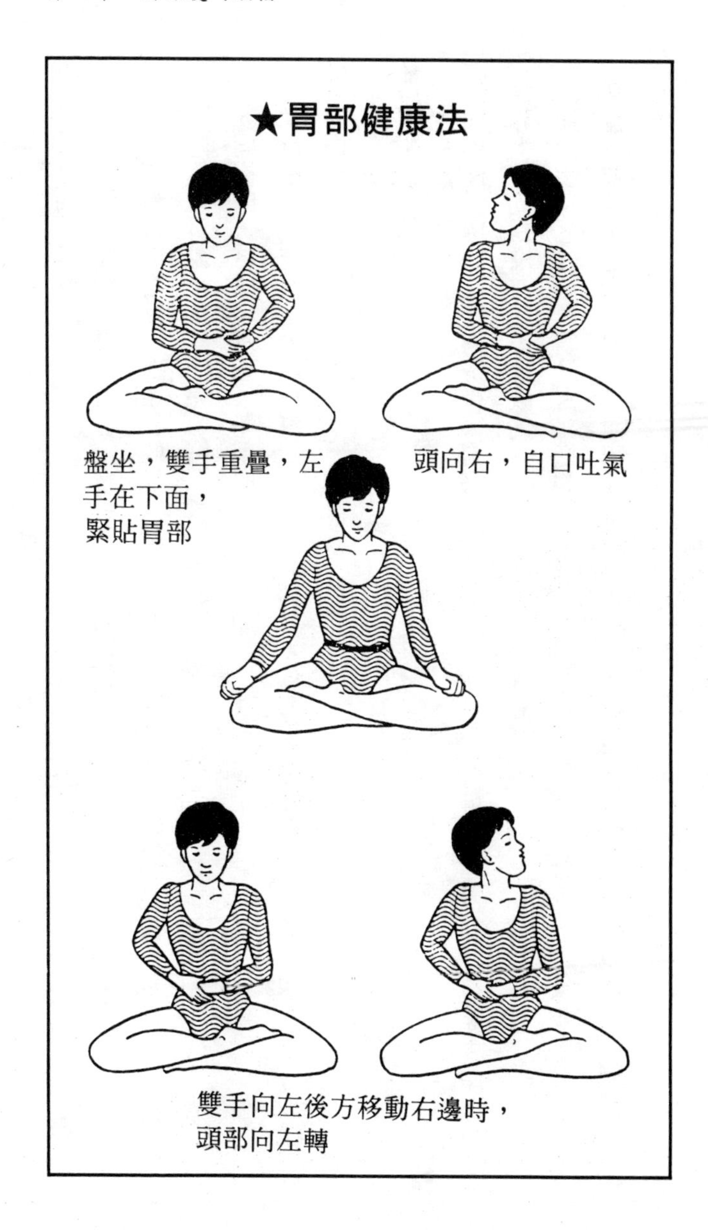
★胃部健康法
盤坐，雙手重疊，左手在下面，緊貼胃部
頭向右，自口吐氣
雙手向左後方移動右邊時，頭部向左轉

《胃部健康法》

①採盤坐的姿勢。雙手重疊，左手在下，貼在胃部。

②將頭慢慢向右轉，邊由嘴吐氣。接著，將疊放的雙手向身體的左後方移動。此時眼睛要稍稍向上方斜視。當氣吐完，閉上嘴，再回復至①的姿勢。

③同樣的，將頭向左方，雙手向右後方移動。

此行法要在空腹時做，一日三次。約一個月，你的胃就能恢復往昔的健康，並且消除你口臭的煩惱。

▲減少體毛

如果你渴望自己能夠擁有一副完美的身體，這樣容易使自己焦躁不安，甚至生病。在這個世界上，絕對沒有完美無缺的人，只是自己太過在意罷了。

除了體臭之外，人們最常在意的就是體毛的問題了。許多人煩惱自己的體毛太多、太密。其實只要身體健康，體毛多而密並沒有關係，如果真的很在意，可以做做後面去除體毛太多的方法。

《去除手部過多的體毛法》

用單手邊的手掌，在另一手多毛的地方來回摩擦。至少要來回摩擦一百次。一手做完後，就換另外一隻手做。如果出汗就會失去效果，所以，當天氣太熱時，要用毛巾將出汗的地方擦乾再做。

《去除腳部過多的體毛法》

如果大腿的體毛太多，可用雙手手掌在各個大腿上摩擦。至於小腿和小腿肚上的體毛，可以採取正面臥姿，用單腳的腳背摩擦另一腳多毛的部位。各部位最少要摩擦一百次。

採行這種去除過多體毛的方法，只要有時間都可以做。

★去除手和腳上過多的體毛法

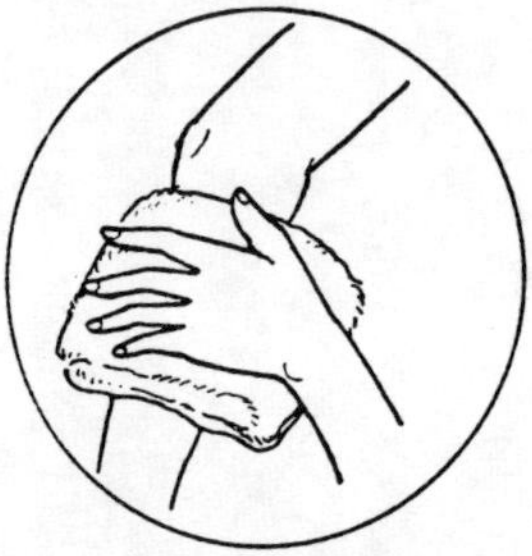

用毛巾將汗拭去

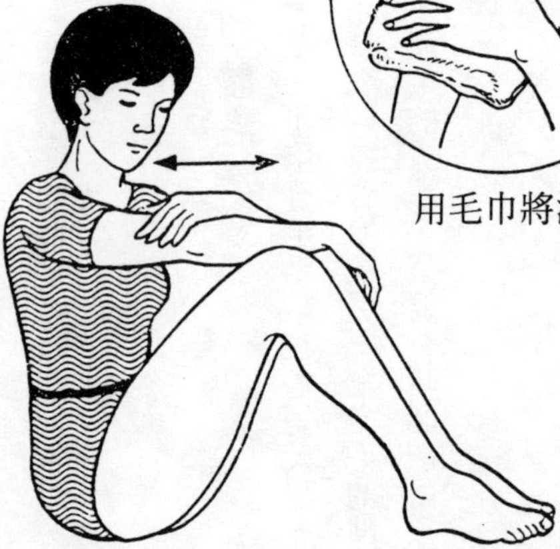

用手掌在另一隻手上來回摩擦100次

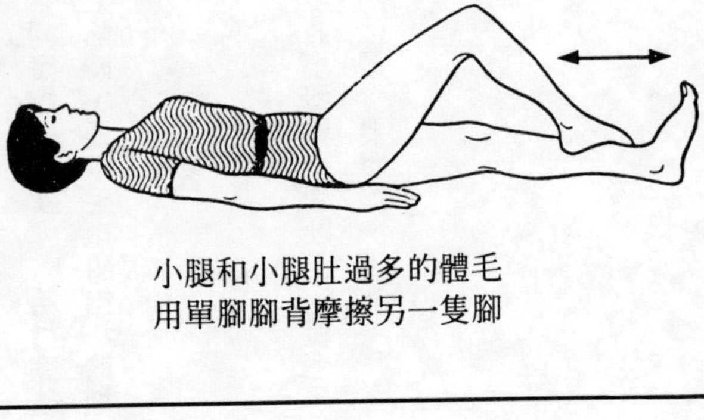

小腿和小腿肚過多的體毛
用單腳腳背摩擦另一隻腳

第五章　拋開性的煩惱

▲太大而感到困擾

缺乏自信或是悲觀的人，究竟是什麼絆住他們的心，使他們無法振作呢？仔細問明原因以後，我才明白，原來他們當中有許多人是為了性而感到苦惱。

在國中、高中，是對於性最感興趣的年齡。這時的年輕人，總喜歡躲在房間裡，偷偷窺閱黃色雜誌，或是有關性方面的小說。而且對於自己的性器官特徵非常的在乎。特別是男生，幾乎每個人都在擔心自己的生殖器官比別人大還是小。

不論走到哪裡，只要男人上廁所時，都會肩擦肩偷偷看旁邊的人。那是因為他們都想從別人那裡比較出自己的性器官的緣故，不論走到哪裡，男人同樣都有這種心態。在雜誌上也常有這方面的報導，使得男人爭相比較。

有些男人會嘆息道：「雜誌上刊載，性器官平常的長度應該在八公分以上，可是我量一量自己的，也不過只有大拇指那麼長而已」；「如果我有那麼長，那我才是一個真正的男人」，一想到這兒，男人都會精神百倍。

為了想要再長一點而來找我的，大有人在。這些人因為自己的性器官過小而感到悲觀，所以我就教他們做行法治療。現在，他們都已經不再為這種事情煩惱了。

當我在演講席上舉出這些例子時，大家都在笑；因為在這個世界上，為了性問題而造成心理情結的人，非常非常的多，但是又不好意思和別人談論，只好自己一個人悶在心裡苦惱了。

當我聽完這些男性的訴苦後，發覺這些困擾都是因為無知所造成的。特別是雜誌之類的報導，它們是以讀者的興趣做為導向，根本沒有可靠性。

至於女性的性器官，也不是雜誌上所寫的，像水管一樣，洞的直徑有幾公分長，開口又能開多大。如果真的像水管，那還真的會讓人傷腦筋呢！其實女性的性器官並不像水管，它是閉著的。

這麼說來，性根本和男性性器官的大小沒有關係嘛。實際的情況，應該像是當我們將手放入水中，水就會把手完全包住那樣的情況。所以，不論性器官是大、是小，都不會有所改變的。

最感困擾的，反而是性器官太大的人。從前在日本，人們習慣到澡堂洗澡。在洗澡前，都會先脫光衣服坐進桶子裡，再將衣服交給保管的人。如果沒有經驗，看到性器官大的保管員，他會叫著：「哇，好大哦」，可是如果保管員有經驗，他會對那個人說：「對不起，桶子太小，請不要坐進桶子裡」。

「過猶不及」，就是這樣的寫照。有些人雖然稍微短小了一點，但是在備戰狀態時能勃起變大，還是可以有所作為。事實上，只要能滿足，大小又有何妨。

▲性器官的大小會因對方而異

性器官的大小並沒有平均數據。當然有大、有小，可是如果說大的比較好，太小的不能達到高潮，這就是錯誤的說法。

假使，你對自己的性器官沒有信心，那就拿鏡子自己照照看，一定能糾正以往的看法。為什麼呢?因為凡事只要是由上往下看，都會覺得比較小，所以如果你由正面看，就能知道真正的大小。

不過為什麼結了婚就不再煩惱了呢?因為他們已經知道，原來性行為並不是取決於性器官的大小。所以不論再怎麼小，只要能勃起，即使看起來比別人小，機能沒問題就可以了。以後，你儘可以輕鬆自在的和朋友們評頭論足一番了。

除了男人有性器官情結以外，女人也常為了自己胸部的尺寸而煩惱。

依據事實的觀點，乳房大的確有它的好處。乳房首要的功能就是哺育嬰兒，因為乳房大奶水才會充足。不過妳也不必為乳房小而感到難過，有些男人就是喜歡胸部小的女人。所以，有人喜歡大胸脯的女人，自然也有喜歡小胸部的男人。

至於健康男性有陽萎的情形，幾乎都是心理因素所造成的，只要加強心理建設就可以痊癒。另外一種是自覺性器官過小所引起的。

如果是後者，可以採行強化精力的行法，請參考一四五頁的《大腿內側撫摸行法》。如果和次頁行法相輔而做，效果將會更大。

《按摩鼠蹊部行法》

①張開雙腳，伸直坐下。眼睛稍稍閉上。

②按摩左大腿約二十到三十次。

③然後再按摩右大腿二十到三十次。

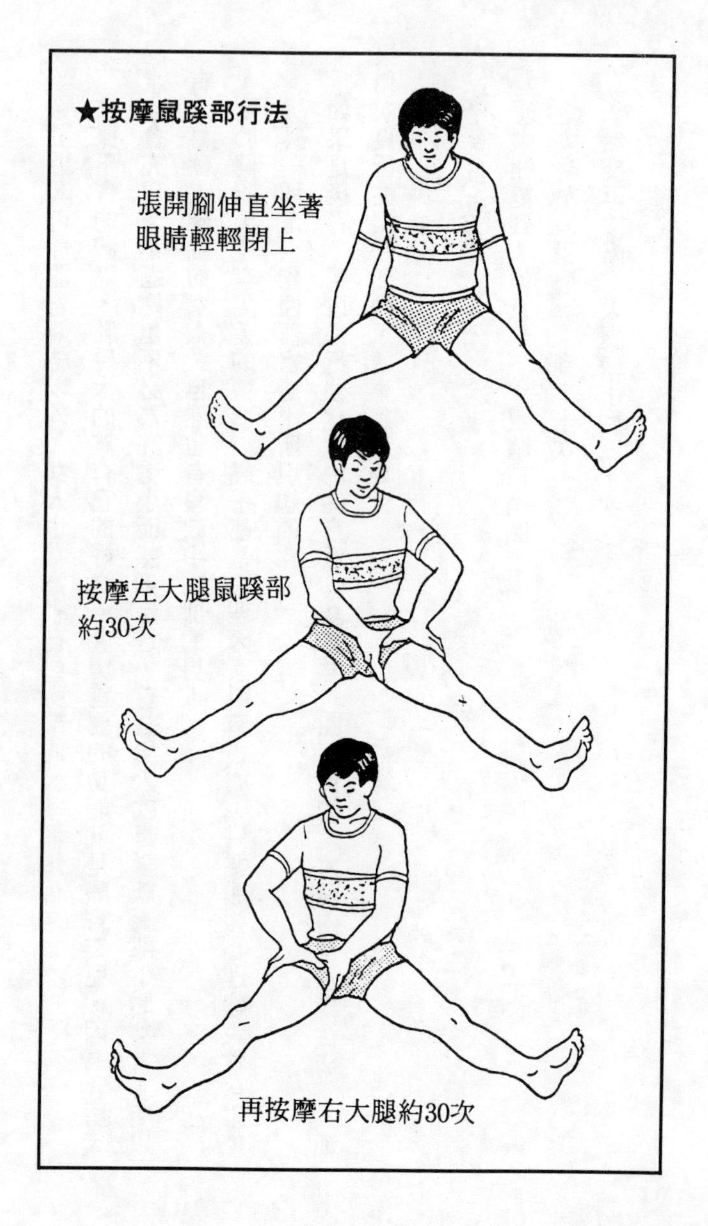
★按摩鼠蹊部行法
張開腳伸直坐著
眼睛輕輕閉上
按摩左大腿鼠蹊部
約30次
再按摩右大腿約30次

▲性是聖潔的

有些女性，只要發生性行為就會全身毛骨悚然。如果她先生用手觸摸過她小便的地方後，再觸摸胸部或臉部等地方，她就會覺得很骯髒，進而討厭和先生同床。

有對年輕夫婦是相親結婚的；太太一直就讀於女子學校，幾乎不曾和男性接觸過。她的父母為她選擇對象相親，在大學一畢業後就馬上結婚了。

最初她並不討厭她先生；第一次見面時，直覺的認為他是個運動型的男人，看起來乾淨、俐落、笑臉迎人，感覺蠻好的。

只是，她心裡一直覺得性是骯髒的，所以無法感受到那種快感。其實人的本能都認為性是污穢的，如果大家都不避諱的到處亂雜交，最後則是性病漫生，那麼人類歷史恐怕就要改寫了。

所謂的污穢感乃是針對雜交而言，就像車內的煞車器一樣，要控制行車以策安全。

在剛開始有污穢感傾向時，不能忍受對方握住自己的手，或是不洗澡、不帶保險套行房、親吻自己等等。不過，如果這種情形繼續升高，就成了「污穢恐懼症」。既然結為夫婦，就應該有正常的性行為，從夫妻生活角度來看，由性產生的不信任感，容易導致家庭生活的破裂。

不過不要因為有這種情形，就認定自己行為異常。汚穢感只是人類本能中的一種，在精神上卻是保護身體，所以我們應該認清它存在的必要，不必過度注重汚穢的感覺，放鬆心情自然而為，就能享受美好的夫妻床第情趣了。

一般都是由男性引導，進入性感的氣氛中；如果男性感覺較遲鈍，可以事先先做引發感覺的行法。這並不是開發男性的性感區域，而是使他比較容易有感覺。而這種撫摸大腿內側行法的效果非常好。

《大腿內側撫摸行法》

①張開雙腳，伸直坐下。眼睛輕輕閉上。

②把右手放在左手上面，用左手掌撫摸左腳的大腿內側約二、三分鐘。

③再將左手放在右手上，用右手掌撫摸右腳大腿內側約二、三分鐘。

在撫摸大腿內側時，先由膝關節再慢慢往上。如果方向相反就會失去效果，請特別注意

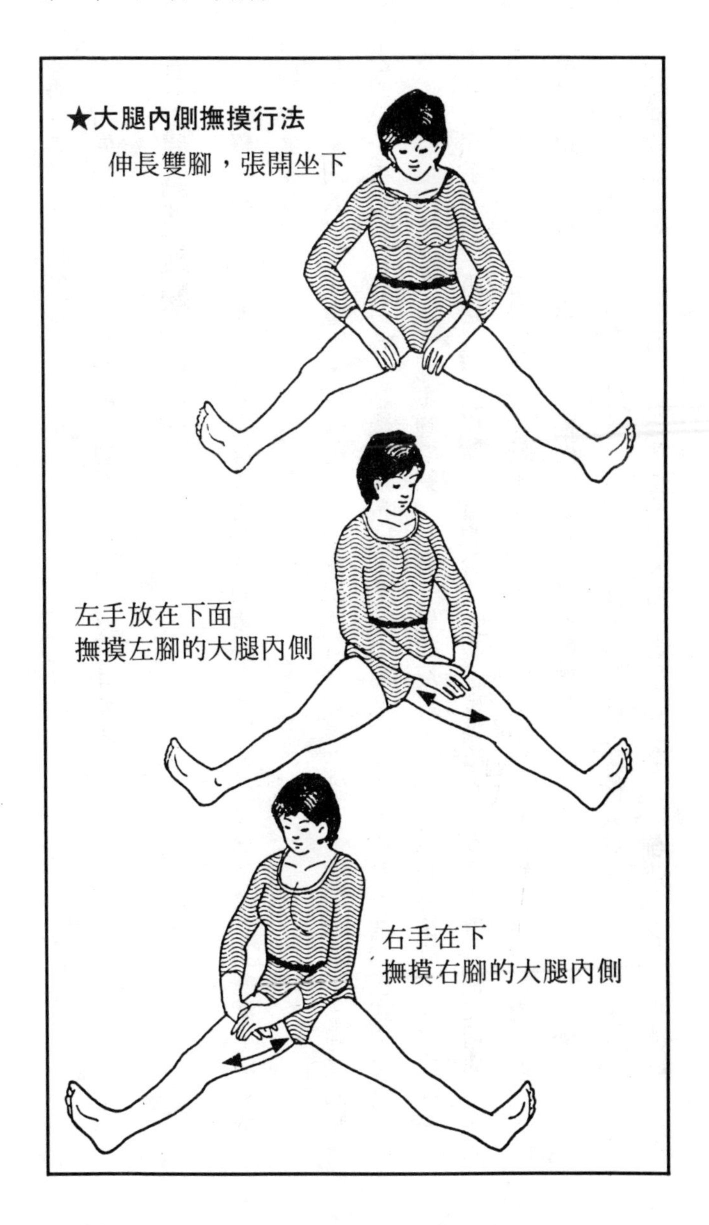
★大腿內側撫摸行法
伸長雙腳，張開坐下
左手放在下面
撫摸左腳的大腿內側
右手在下
撫摸右腳的大腿內側

。每天最好早、晚各做一次。

如果情況允許，一天能做三到五次的話，效果會更佳。

▲不要為性經驗而煩惱

年輕時的疏忽，多半是指因興致而犯下的錯誤。那些人都是醉翁之意不在酒，醉只醉在當時的氣氛中。

在某個人生座談會上，我提出了一個案例。有個女孩在她二十歲的時候，不經意的將自己的第一次給了一個男人。之後，她希望以新嫁娘的結婚儀式，和對方結為正式的夫妻。可是這個男人既沒有固定的職業，又遭父母的反對，在交往四個月後就分手了。後來，這女孩好不容易又遇見了一位條件不錯的男士，並且也談論到婚嫁了；但是她卻煩惱得睡不著覺，她想：「真希望能將初夜獻給自己的先生，可是……」。雖然她自己知道，為過去的事自尋煩惱是無濟於事，可是她仍然恨自己已不是處女之身。

所謂的處女，乃是江戶時代的蘭學者（江戶時代由荷蘭傳入日本的西洋學術），杉田玄白所創的詞彙。更早以前，萬葉集也曾出現過「處女」二字，不過是「少女」的意思，並沒有性的含意存在。

通常，我們稱不曾有過性經驗的女性為處女。將處女或處女膜當成結婚道具，是在江戶時代以後的事，以前的日本人，並沒有尊重處女的思想和習慣，只將性慾和性行為視作自然的生理需求。

不過，日本人尊重處女的意識是如何產生的呢？應該是從戰國時代以後，以男性為中心的封建社會，受到中國儒家的思想，促使日本人崇尚道德的吧！

也就是說，尊重處女是男尊女卑的遺留物。

當然，解放性是不對的。但是，如果男女雙方互愛、被愛，並找到人生的伴侶，是再好不過的了。

所謂「沈浮不定，春之將至」，意思就是，人若不曾失去自己，就盼不到春天的來臨。

所以，不必到處向人告白「我不是處女」，如果一味的為過去的事情而煩惱，未免太庸人自擾了。過去已經過去，把握現在的他才是最重要的，不是嗎？

▲充滿罪惡感的性

最近，我發現自己常去的那家日本料理店的廚師心情惡劣。聽說和他同居的女友生了一個小孩，所以大家嘲弄他說：「你和你女朋友近來處得不好嗎？」乍聽之下也許覺得沒什麼，可是讓人覺得性不是那麼令人愉快。

諸如此類，事情過後雖說沒什麼罪惡感，但是總令人覺得不太愉快。

人類之所以會覺得性和手淫有罪惡感，乃是基於自身防衛的本能。假使對這些行為沒有任可的罪惡感，那麼我們人類將變成什麼樣子？雖然性和手淫會帶給我們極大的快感，但是人人沈醉其中，就會沒有際限的消耗陷入，不是嗎？

以人猿為例，如果教牠們如何手淫，它們將會持續做，直到死為止。而人類因為有罪惡感的束縛，所以對性有了一道防波堤。

因此，如果倆人是真正相愛，做愛後的罪惡感只是短時間的，如同行駛中的車子，會時常踩煞車，但不會對行駛有太大的影響。

但是，如果長期持續罪惡感，那就有問題了。為什麼呢？因為那是沒有愛的苟合，既沒有滿足的快樂，又會使自己產生罪惡感，更害怕懷孕。一想到不能讓別人知道自己做這種事，更會加深罪惡感。

找一個屬於自己真正的愛，那麼，你就不會再在意別人的眼光了。

▲性不會使人格低落

似乎有些年輕女性在通勤時，車上的氣氛並不十分愉快，這也許是因為旁邊坐了一個討厭的中年男子吧！

有個男人在公司裡，不僅午休，甚至是上班時間，常常口出黃腔。他說話非常露骨，使得女同事們都不禁臉紅，雖然大家當場都不以為然的置之一笑，可是私底下都皺著眉頭說：「那個人真差勁」。這個男同事看到女同事們有那樣的反應，不但不生氣，反而覺得很有趣。

其中有位女同事，不僅討厭這個男同事的低級笑話，更痛恨他每次在走廊或是衣櫃室擦身而過時，故意的碰她。

他總是裝成一副完全沒有惡意的樣子，在工作上，好像為了紓解氣氛才口出猥狎之語，或是嘲笑碰觸女職員的身體。這一切行為似乎只是要讓她感到有親切感，可是做法卻令人非常的不愉快，甚至會生氣的說：「根本就是瞧不起女性嘛。」

雖然女同事們都一臉嫌惡的表情，但是並不像她那麼生氣。這使她覺得很不滿。

她自己並不是婦女解放運動的信奉者，自然無法容忍他所說的有關女性低劣的性笑話，更不希望他碰觸自己的身體，甚至踐踏了女性的人格。

這樣的想法是否太堅持了呢？還是自己不夠成熟呢？抑或不夠溫柔、體貼？

其實都不是，而是個人太在意性所觸發的問題。

當一個人生殖器官發育不良時，就容易心情厭煩；特別是，當她的鼠蹊部變硬，就會開始對性產生嫌惡感。所以，如果這種現象發生，可以做鼠蹊部柔軟（大腿根兒）行法，它能改變對性的想法。

有包皮的男性，也容易有這種傾向。至於生殖器官發育不良的原因，多半是因為身體突然間快速成長。譬如大樹，如果它長得太快，樹的體質就容易虛弱，相同的，如果一個人發育時只有背拉長，但是生殖器官卻未完全發育，這時即使其他部位已經成為大人，生殖器官仍然沒有發育完全。

《鼠蹊部柔軟行法》

①臉朝上仰臥，雙膝直立。

②用雙手抱住膝蓋下方，邊由口吐氣，邊將雙膝拉向胸部。這時雙腳的腳背要向前彎。

③吐完氣後閉上嘴，放鬆雙手、兩膝及雙腳腳背。

重複做五、六次。必須注意的是，大腿要靠到胸部，雙腳腳背也要儘可能的往前彎。

此外，有以上現象的女性，生理容易不順。這是因為在生理期時，應該流出體外的血都沒有流出來。

而這些污穢的血對女性身體運作上非常有害（更年期妨害就是其中之一）。

如果生理期該排出的污血，都集中在一起沒有流出來，那麼可以採行下一個行法，讓污血流出，並且能使妳的臉自然流露出女性的韻味。

以下就是我所要教的行法。

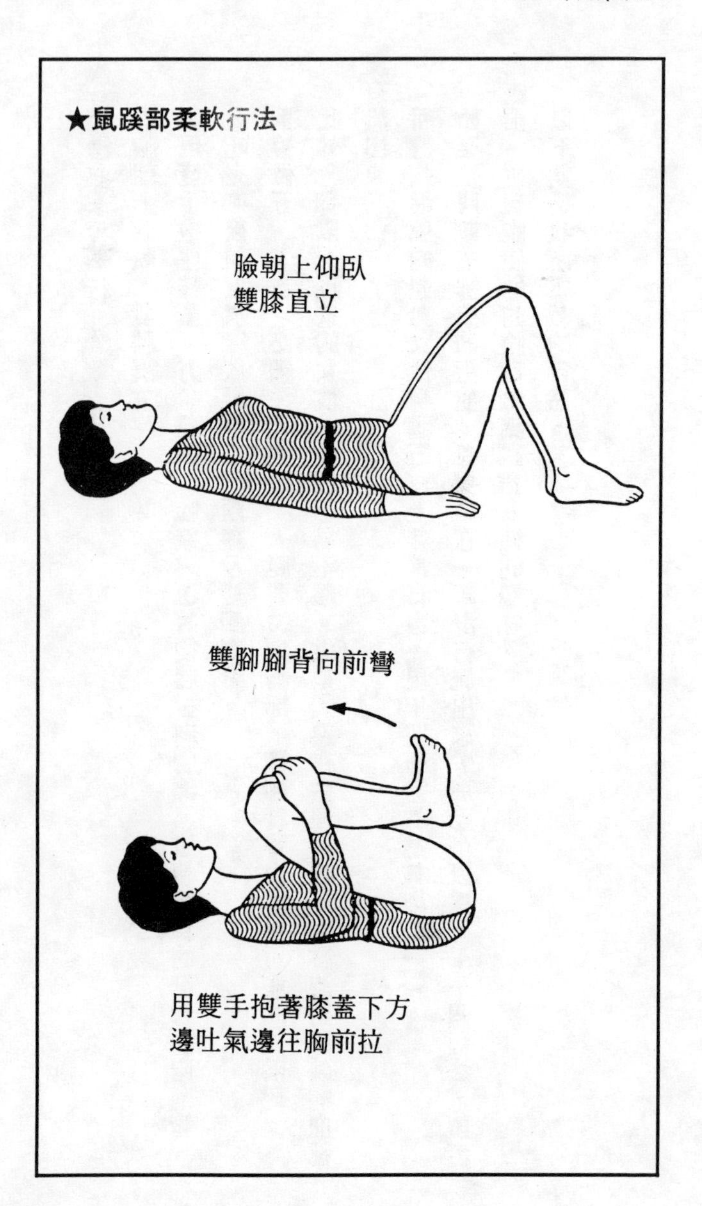
★鼠蹊部柔軟行法
臉朝上仰臥
雙膝直立
雙腳腳背向前彎
用雙手抱著膝蓋下方
邊吐氣邊往胸前拉

≪生理不順治療行法≫

①可採端坐或是盤腿坐，呼吸。

②邊由鼻子吸氣，邊將雙手交叉，緊緊的抱著雙腳的膝蓋頭。

③停止呼吸，手離開膝蓋，雙手疊放。

④用疊放的手掌，在腹部的左右各輕輕敲兩下，之後再由口吐氣。

依以上方法做完才是完整的一次，每回純做三～七次左右、如果感到有些不舒服，就不必增加次數。

★生理不順治療行法

坐正或盤腿坐

雙手交差抱
住膝蓋頭

雙手疊放，左右腹部各打兩次，再由口吐氣

第六章

去除恐懼未來的不安

▲一流大學和一流人生是一致的嗎

有位大學一年級的男生，每天都騎著摩托車到處兜風，又常常蹺課。他母親擔心的跑來找我商量：「如此長久下去實在不是辦法」。

所以我要求本人也要一起前來；見面後，我發覺他是位好青年，家教也很好。隨即，我問明原因，才知道原來他自認為只考上二流學校，而母親每天又在他耳邊，拿他和畢業於一流學府的哥哥相比較，他厭煩得以騎飛車來淡忘內心的不快。

「讀了這麼個二流學校，哪裡去找好的工作？再讀書也是白搭的啦！」他以自暴自棄的口吻說著。

在這個社會上，以能進入一流企業的大學為一流學府，真有這樣的定論嗎？所謂的一流企業，是指歷史悠久，薪水和年終獎金高，還有衆多職員的公司嗎？如果針對的是這些，還是儘早死心吧！以上所舉，只不過是一個公司的表面。越有傳統歷史的企業，就越不能在新時代中有新的突破、轉變。至於薪水、年終獎金，也都會因經濟景氣而有所變化的，職員越多，公司的負擔也就越重。況且，在現在直到未來的年代中，那些條件會有什麼變化，我們不能預卜得知。

而所謂的二流、一流，只是社會製造出虛構的相對兩方而已。

如果真的喜歡騎摩托車，甚至可以以它為工作的伙伴呢！例如，大都市裡有許多私人設立的快遞公司，他們的生意不也都很興盛嗎？

所以，畢業於一流學府就是一流的人才，也可以過著高人一等的幸福生活，我想任誰都不會相信這種說法和事實的。如果自己被所謂一流、二流的想法所左右，便容易被不安、不滿和自卑感所困，也就不能瀟灑自在的活著。因此，選定自己喜歡走的路，才是一個真正邁向一流人生的人。

▲不要拘泥於現在

從前日本人使用的圖章，全部都是用水晶製成的，使得圖章產地山梨縣的水晶，漸漸被開採殆盡；這時，有人開始傳說水晶製的圖章不好，接著大家慢慢的都捨棄不用了。所以，幾乎沒有任何一件事物能經過數十年而不被淘汰或改變的。

諸如此類時代流行的潮流，在我們一生當中總會遇到二、三次。而在時代裡受束縛最深的，莫過於我們人類的思想了。

在我小學時代，也就是距今約七十年前，尚未發明電氣，大家還要將用過的油燈清除乾淨的時代。當然，那時的男子還有人梳著髮髻呢！

從前，當太平洋戰爭爆發，日本出兵中國時，中國年長的女性幾乎都還裹著小腳。但是在數十年後的今天，已經沒有人會那樣做了。

近來，有人對於日本最窮兇惡極的齋藤道三給予新的評價：在戰國時代，大家都是為了活下去，所以那是他的生存之道。

孔子的儒家思想，使得江戶時代的武士們，學習堅忍不拔的信念，如此一直延續到明治、大正時代。可是在儒家思想起源的中國，仍然有人以孔子的論語為批評的對象。

至於佛教，雖然被禁止傳入印度，但是釋迦卻是印度教中唯一受人尊崇的人。

不論是佛教，或是儒家思想，當時代變遷時，人們的看法也一樣會跟著改變。

在日本，鋼鐵和造船曾經是國家的支柱，社會精英都渴望能進入工作；但是到了今天，情況卻完全改觀了。

所以，今天景氣佳的公司、企業，說不定也許正在走下坡。

▲鍥而不舍的精神

以學歷來說，畢業於日本一流國立大學的一位女性，順利進入某一大出版社工作；工作後她才發現，現實和自己所想像的差距非常大。譬如在編輯會議的企劃提案、文章寫作能力、和作家的交涉等等，她都比不上那些畢業於專科學校的女性，甚至在私立大學成績平平的女同事們。

她自認為自己是文學院出身，所以讀的書一定不比別人少，直到踏進社會才明白，原來工作並不是以學歷為準，兩者差距實在頗大。

這是當然的。你會對每個遇到的人說：「我是東京大學畢業的」、或是「我是早稻田畢業的」嗎？即使只有高中畢業、國中畢業，只要有一份好的工作，你也可以向人吹噓自己是大學畢業的啊！

松下幸之助先生二十歲時，畢業於關西商工學校的成績，在三百八十人中，他排名第一百七十五名。而新力公司的井深大先生，他當年畢業於早稻田大學的理工科時，受挫於東芝電氣的考試。也就是說，他們兩位並非我們公認的秀才。

日本有句話說：「蘑菇長在千人踏過的腳下」。這裡所指的蘑菇乃是以松蕈為例。因為近來日本松蕈被人濫採，已經漸漸絕跡了，即使再努力尋找，在歷經衆人的採尋後，應該是不容易再發現了。

當然，這千人中搶先一步的第一人，也許會有所發現也說不定。

不過，即使在衆人都認為應該沒有了，你依然用觀察入微的方法進行，還可能會有意想不到的大發現。這時，如果是一位曾受過學校專門知識，並學習過各種知識的人，他們會先找出理由，再三考量的說：「那種因素是不成立的」。

但是對於不曾進過學校接受專業課程的人來說，他會使用自己的眼睛，敏銳的觀察，注意每個應該著眼的死角，最後卻發現了千人尋落的松蕈了。所以，在學校所學的知識，也是有其缺點的。

▲學歷和腦力的使用是不一樣的

「沒有學歷，所以不能做使用頭腦的工作。」有許多年輕人都有這樣的困擾。其實這是庸人自擾之。

這是到了二十歲仍沒有自信的人的說法。有位二十歲的青年，目前沒有固定的職業。他換過不少的工作，如木匠、自衛隊員、速食店的工讀生、快遞公司的送件、收件人等，但都只是短暫的工作，這使得他沒有生活的自信，甚至變得很怯懦。他的父母健在，他也和他們住在一起，以致他對事情都是漫不經心的。

有個日式餐廳的老闆，最近，帶了兒子到店裡來懇求增加人手，他說：「我的兒子頭腦不好，我只希望他當個廚師，將來好能主持個小店面，所以請大家一定要嚴加管教。」其實這是錯誤的想法。食物乃是品嚐的藝術。而烹調的學習是很嚴格的，尤其是在頭腦和感覺上，如果不磨練精光，成功就會無望。況且，即使是一個小店面，經營者也要有經營的理念，如果不絞盡腦汁，隨時都會有關門之虞。

在這世界上，要找一種不必使用頭腦的工作，恐怕是找不到的了。即使像是不必使用大腦開車的司機，當他在收、發貨時，經常要顧及周圍車子的流量，怎麼樣的路線開起來最輕鬆，哪裡停車最方便，他們應該都要邊想邊開車才是。

每當我到速食店，總會看到他們絞盡腦汁的想把店裡的產品，技巧的推銷給客人。

如果有人認為自己不適合做使用腦力的工作，那是因為他怕吃苦，才藉故逃回自己的殼裡躲藏起來。實際的方法就是丟棄那個自以為甜蜜的殼，一旦丟棄，他自然能看到屬於自己的生活道路和工作了。

▲勿以虛榮選擇職業

大體而言，不能改變自己生活方式的人，多半是因為被自己的虛榮心所牽絆著。也就是說，自我束縛的人，他們都不太注意自己本身的事。

有位朋友進入雜誌社工作。他很年輕，一心一意希望能成為編輯部的一員。因為他認為編輯部地位鞏固，是雜誌社的要角。

可是，他卻被安排在營業部。起初因為自己的希望落空，顯得非常的沮喪，工作意願不高，滿腦子裡光想辭職。

這樣過了二個月，在邁向第三個月時，他發覺自己蠻適合現在的工作，所以又恢復以往朝氣蓬勃的樣子。先前他的虛榮，讓他以為「編輯部是很顯赫的工作」，所以眼睛被矇上了一層假象。尤其這位青年，從一開始就被分配到營業部。假使他以人們的判斷認定編輯工作很了不起，所以不顧自己的才能轉往編輯部門，也許會一敗塗地、一無所成的。

如果以滿足虛榮為選擇工作的指標，縱然找到一份很好的工作，但是也會讓自己步上毀滅之途。

儘管自己總是幻想某些職業適合自己，但是在這個社會上，選擇工作實際上是一件非常無聊的事。

某些公司在社會上也許是藉藉無名，卻是自己喜歡的畫設計圖，或是喜愛的試管方面的研究，以迎合自己個性的理由來選擇公司、選擇職業，才能過著真正沒有心理障礙的生活。

▲不必炫耀自己的頭銜

有位任教於一流大學的教授，我認為是我所認識的人中最可憐的一位。他為了取得大學教授的資格，拼死拼活的努力讀書，好不容易得到他夢寐以求的教授職位。

雖然他經由努力才爭取到教授的席位，卻經常對人說：「大學教授是最自由的了」。為什麼呢？因為既有寒暑假，又春假。

這位教授先生之所以拼命成為一位教授，不過是想要擁有假日的自由。

另外，是什麼理由讓他想當教授的呢？不用說，當然是為了頭銜。因為教授一職，乃是集結社會聲名的工作。

通常，所謂的大學教授，他們都是為了能夠做自己想做的研究，用自己喜歡的方式來教導學生，以及能夠用自己喜歡的題材，寫一些論文或書籍，這些都是教授一職最有魅力的地方，不是嗎？

當然，時間的運用上應該也是最自由的。而他的志向和絕大多數人不同，不就是我所說的，最可憐的人嗎？

每次舉辦國中或高中同學會，有位考進一流大學，又進入一流企業的同學，剛開始時，他都以一副意氣風發的姿態出席參加，彷彿自己一個人背負著公司重擔似的。可是經過多年以後，工作上的壓力不斷累積，使得他即使有空參加同學會，也不再有以往抖擻的精神。

反觀沒有壓力，生活有規律的同學，依然繼續著他個人經營的事業。雖然沒有顯赫的地位，但是始終規矩的將自己的工作當成生活的中心。

如果以這樣的情形來看，我們可以知道，一個人的幸福，是不必太刻意去追求顯赫的頭銜。

▲不要做自己討厭的工作

在日本經濟報上刊載了一則有趣的報導，標題是：請教教我「如何找工作」，內容是說，最近又逢大學畢業生找工作的季節，可是有許多人根本不知道自己究竟適合什麼性質的工作，所以紛紛求教於學校的就職課，並做就業商談，或是適職診斷檢查。

這時候，同學們多以偏差值為基準，以便決定將來所走的路。可是，這種方法並不適用於就業上。以偏差值的改變來判斷，或由別人來決定自己的行動，這樣的人，我們稱之為「等待指示族」。

屬於這類型的年輕人也常來我這裡。舉個例子，有一位甫自大學畢業，就職於某公司三個月的社會新鮮人；他向我傾訴，對現在的工作絲毫不抱任何希望，因為工作不適合他。

我不知道工作是否真的那麼令他討厭，可是他一副垂頭喪氣的模樣。

薪水階級者，在一天二十四小時中，有八個小時是睡眠時間，其餘十六個小時都在活動。如果把通勤時間也算在內，大致一天工作約十個小時。也就是說，每天早上一張開眼睛，就要開始連續勞動的時間約是三分之二。如果在這三分之二的時間內，自己一直覺得好討厭、好煩惱，那他實在是一個非常不幸的人。

當然，如果他真的那麼討厭自己的工作，就應該趕快找一份適合自己的工作去做。現在這個社會，只要肯工作就一定有飯吃。即使是居住環境窄小、餐桌上不豐盛，但是，只要闔家歡樂，就有價值了。

從前的人說「只要喜歡就能成為高手」，意思就是要我們選擇自己喜歡的工作。投入其中，不僅能完全了解工作的內容，更能培養自信。有了自信，工作就是樂趣，人生才會趣味橫生，當然在工作上就更積極了。

可是，當我忠告他之後，他說：

「你說得都很對，可是究竟什麼工作才是我喜歡的、適合我的，我還是不知道。」

真是傷腦筋。所謂喜歡的工作，可分為兩方面來說。一個是從前自己就淸楚知道自己所喜歡的事。另外就是，雖然自己從未考慮過，可是在工作中漸漸培養出好感的工作。

譬如，有些工作自己一直認為不感興趣，但在偶然的機會下接觸時，竟然發覺原來自己對它也感興趣。在上面所提到的後者正是如此。

一個人如果越固執，他就會越迷惑。

不論你喜歡或討厭自己的工作，都要先徹底的做一做。果真引不起自己的興趣時，再去找別的工作也不遲。

最重要的，丟掉固執的心，重新考量自己的周遭吧！

▲自己比孩子重要

公司的工作標準一向很嚴格，如果未達標準，被公司炒魷魚時怎麼辦？回到家裡，還要處理各種工作上的事，從來就沒有放下心來。

好幾次都想辭職算了，可是孩子還小，又希望他們能和別人一樣，高中畢業後再繼續升學，一想到這一切，自己就不能任性的辭職了。

有位父親一想到上述的情形，肯定要一直持續到自己退休，就不禁眼前一片黑暗。

也許你會說：「真是愚蠢的想法，先休息一陣子再說吧！」可是休息可能會更糟，那會使他想出一些更不好的想法也說不定。

其實孩子進大學讀書，不是十幾年以後的事嗎？這十多年中將會發生什麼變化，我們都無法預知的。

假使，你一看到孩子心裡就難過，那麼等再過一、二年，當孩子們已經較有思考能力的時候，不妨坦白的告訴他們：「爸爸實在很想讓你們將來有機會進大學讀書，可是我真的沒有多餘的錢供給你們，所以，你們自己要儘可能的選不會花太多錢的路去走。」

如此一來，孩子們就要開始盤算自己往後的人生道路了，而做父親的也可以放下心裡的一塊大石頭。

越想不開，壓力就會越大，弄壞自己的身體才遞上辭呈，是最划不來的。所以，不喜歡就不要做，馬上寫辭職書吧！或許當你在寫辭呈的時候，發現這樣做能使自己心情愉快也說不定。

▲過分謹慎小心

有位美女，在她第一天上班時，就吸引全公司男職員的目光。她出身名門世家，對衣著也有獨到的眼光。因此，向她求婚的男性不在少數，可是卻全都被她拒絕了。因為她非常在意對方有任何小小的缺點。

轉眼間，她已經三十歲了。在公司裡，按慣例女職員進公司約五年就會自動請辭，所以女同事們在一塊兒，就會開始給她上婚姻課程：「再怎麼漂亮的女人，一老就很悽慘。理想不要太高，不做某種程度的妥協是不行的。就把這件事交給我來辦吧！」

這位女性現在是專管公司內部雜事的工作，雖然在工作上她感受不到生活的意義，可是她仍然不想辭去這份工作。

因為她害怕辭去以後，如何才能再找到一份令自己感到有生存意義的工作。況且現在的公司不僅薪水高，辦公環境也很舒適。

可是，近來公司內部的氣氛卻不太對勁，雖然沒有人叫她辭職，她卻老是很在意年輕女職員的眼光，而課長、部長無意的談話，也都會觸動她的神經：妳命真好，生長在富裕的家庭，又沒有家計的負擔。

這使得她想辭去工作，一睹新的人生。可是，自小生長在溫室裡，不諳世事，換工作實在有點困難，只有每天深鎖雙眉了。

大致而言，不能果斷的人，最初都會想：「等我查清楚了再決定」。意思就是說，事前要從各個角度調查，等到通盤了解了再跨出腳步實行：「嗯，現在可以放手去做了。」

所謂危機就是危險的意思。有危機意識的人，在行事之前都會先清查事情的危險性有多少，使自己要做的事不致失敗，如果失敗了，他們則會怪罪事前沒有仔細檢查的緣故。

不過，曾經擔任過南極探險隊隊長的西堀榮三郎先生，卻有完全不同的看法。

西堀先生說：「有那種想法的人，就無法創新」。他的意思是，在下決心做與不做前，調查得越仔細，就越容易放棄。就好像「敲石橋再過橋」一樣，如果敲一敲石橋再決定要不要過橋，那麼這個人恐怕永遠也過不了橋了。

同樣的道理，有些人對於新的事物絕對不魯莽的去做。而所謂的果斷，如果沒有十足的勇氣也是辦不到的。

如果真的想要嚐試新的生涯，就應該早做準備，在某種程度時就要起而力行。因為世上絕對沒有百分之百安全的路。

▲不要好高騖遠

現在大學裡的學生，幾乎每個人都沒有氣魄、遇事漠不關心、沒有感動的心。

例如，有個大學生，好不容易讀到四年級，他自己也知道該找個工作了，可是他什麼也不會，每天都過著同樣的生活。要他做，他不行；如果有人罵他笨，他就更不會做了。

這位男同學也經常來道觀。他的家鄉在東北地方的某個小鎮，父母都是老師，在鎮上的高中，大家都視他為開校以來的秀才。

他之所以沒有工作的情緒，原因出在幼時母親的干涉過度。從他小時候一直到考上大學為止，他的目標、達到目標的計畫，完全由母親來決定。他是獨子，而父親對母親的管教態度從不發表意見，也沒有異議。

我覺得有點納悶，類似這樣的男孩子、父親，近來似乎有增加的趨勢。

當這位男生進入大學後，開始一個人在東京生活。這時他母親已較放寬心，所以就不太干預他了。

可是這樣反而使他感到不安。他是那種中規中矩的人，可以忍受沒有絲毫目標的生活。如果要他去找事情做，他反而會焦急，並且什麼工作也找不到。運動、藝術、嗜好，也沒有一樣合他的興趣。

什麼事都可以。我建議他可以做任何自己喜歡的事，可是他卻退縮的說：「我都不行吔！」

其實他不是沒喜歡的事物，而是根本不會做。

他為什麼不會呢？原來他把目標訂得太高了。從小，母親就為他訂立目標，考上東京有名的國立大學，而他自己也是依計畫而生活的。因此，如果沒有高遠的目標和為達到目標而設立的縝密計畫，他就無法有任何的作為。

然而除了考試以外，如彈吉他、打網球和歷史等，他也都立定了高遠的目標，以至要達成目標變得非常非常的困難。他甚至認為做任何事都要有天分，所以在做之前他就已經放棄了。

當務之急，他應該先放棄高遠的目標，只要自己快樂就好了。在快樂的當時，就可抓住任何自己想做的事，而且不必拘泥於一定要做多有意義的事。

法國文豪巴爾札克在前往巴黎時，曾有人告訴他都市的女孩子很好追求，所以，他想好好把握機會。可是，卻一個接一個的碰到釘子，他很後悔自己那麼異想天開，所以就將自己的妄想訴諸於筆尖，不過這種轉變，反而使他成為法國家喻戶曉的著名作家。

▲洗心術可以克服自律神經失調症

這是一位來本道觀談話者的案例。

打從小時候，每次，只要環境一改變，我的身體狀況就會轉壞，或者在季節變換時也容易感冒。學生時代體質一直都是這樣，而且每次只要遇到考試，讀書身體就會生病難過，使得注意力無法集中，所以自己老是苦惱無法發揮本身的實力。

大學一年級的時候，有時為了趕報告而熬夜，之後會突然沒有食慾，並且會持續一個禮拜的，心裡感到不安。後來我以自己身體的症狀查證醫學書後，判斷出原來是肝臟和腎臟機能不佳，而且還有非常嚴重的胃下垂所造成的。

雖然去過大醫院好幾回，但是診斷結果總是說：「檢查過了，根本沒什麼毛病嘛」、「放開心情，再做做運動，就會痊癒的」。在這些科學最尖端的西洋醫學中，也無法說出我所罹患的病名和原因。直到最後，一個醫院的醫生告訴了我生平第一次聽到的「自律神經失調症」，我欣喜若狂的回家去了。

之後，我了解以現代醫學是無法治癒自己的病的，所以我就開始參考各種健康方法、瞑想法，甚至閱讀一些宗教書藉，開頭覺得還蠻有效的，可是後來又恢復到原來的情況。

在我不斷尋找當中，無意中看了早島先生所著的『人，不是因病而死』這本很棒的書。看完以後，我立刻有個念頭：「啊，這可以醫治我的病」。所以我正式進入了這個道觀。

一週以後，身體上的倦怠感、食慾不振、不安、焦慮全都不翼而飛了；到了第二週，連續二天嚴重的吐氣，我害怕的去問早島先生，他告訴我說：「這種現象在治療胃下垂、內臟下垂時都會出現」。果然不到一個月，我驚訝的發現，自己的相貌改變了，而且已開始覺得生活本身真的是一種樂趣。

後來，我進入了自己理想中的公司，既悠游於嚴格的進修中，也過著有生命意義的社會生活。在這段期間，我又按照早島先生的指點，找了一份終生的工作，也在道觀的本部裡修行；現在，我已經結婚生子了，並且管理關西本部道場，我認為我現在非常快樂，今後更會鼓滿精力的活下去。

像這樣成功的例子，沒有使用任何困難的藥方，只是以舒適的洗心術來治療而已。

▲做了才知道

我常說在現在這個社會上，只要有工作，人人都有飯吃。所以，大家儘管做自己喜歡做的事吧。尤其是年輕人，做自己喜歡的事才會拼命，成功也就緊跟而來。

當然，光做有時並不一定就能有成就的。

「我喜歡畫畫和作詩，所以我想走這一行；可是，又沒有十足的把握；世界上有什麼方法能讓自己充滿信心？」

這個問題還真問倒我了。其實要走藝術或才藝方面的人，不僅要自己喜歡從事這份工作，還要真正擁有這方面的才能才行。只因為喜歡而走入藝術界，反而會後悔一輩子。

武俠小說作家小路實篤先生曾說：「我生來就是吃這一行飯的料，除此以外，別無他路可走。」所以，每個人應該都要有自覺才是。

假使你對自己的志向不夠認真，那就變成是一種「夢想」。

每個人都夢想和松田聖子、近藤真彥一樣，能在演藝界大放異彩，或是像巨人隊裡的明星選手，在運動場中享有盛名。

在我問過喜歡畫畫和作詩的人：「你投過稿嗎？你準備要舉辦個展嗎？」結果他們大多回答說：「沒有」。「那，你能不能即興做首詩，讓我判斷看看你有否這方面的才能？」我說。這時他們也都只騷首搖頭的面露難色。

其實真正的藝術家，人們是以作品來判斷他的才能。如果沒有作品問世，或是不願公開自己的精心之作，就無法讓別人評斷自己是否真的有這方面的才能。

在「三國誌」中，曾經提到建立魏國的曹操有三個兒子，其中幼子曹植的詩最負盛名。當兄弟間為了爭奪立位太子，引起曹丕對曹植懷恨在心。因此，曹丕就位太子後，就想利用計謀誘殺曹植，命令曹植在七步內完成一首詩，曹植在悲憤之餘做了這首「七步詩」。「煮豆燃豆萁，豆在釜中泣，本是同根生，相煎何太急。」

這首詩的涵意，乃在傾吐兄弟相爭的悲哀。像這種傑作，雖然在短短七步之內做出，還是能流傳於後世而不墜。

有個人說：「我從來沒中過獎」，我問他說：「你買過幾張彩券？」他回答：「一張也沒買過」。也許有人會大笑，但是沒有作品的藝術家，就和這種情況一樣。

自信乃是在努力的完成作品過程中，自然孕育而成的。沒有人能夠在工作完成之前就有十足的自信。

有個學生要求轉校，雖然她說明了不喜歡學校的理由，但是我猜想應該是學校的學習氣氛影響了她。等我詳細聽完以後，發覺完全是挫折感所造成的。

她很討厭國文老師，嫌這位男性教員嘴唇太厚，老是喜歡舐他自己的厚嘴唇。尤其在上課的時候，有時會邊看她邊舐嘴唇，使得她全身起雞皮疙瘩。所以，她撒嬌的要求轉回原來的國中讀書。

她的母親認為她無理取鬧，特地到學校一趟，見過那位男性國文老師以後，並不覺得像女兒所講的那樣，他會給人討厭的感覺。

所以，我就問這位母親，女兒在校的成績如何？她回答說：「和小學時候比起來差很多。可能是因為現在這個學校，程度比較高的緣故」。這名國中女生在原來的國小就讀時，成績總是名列前茅，特別是國語的成績更是出類拔萃。

我想，這就是原因所在——挫折感。在小學時，她是那麼優秀，可是進了國中以後，情況卻完全改觀。

她畢竟還是個學生，當然很在意自己一向拿手的國語，成績不再像以前那麼好。做母親的卻一心一意只想把女兒送進優等生齊聚的名校，不會在意其他的事，而孩子為了不能給父母看到最好的成績，每天焦慮煩惱。

所以，她就使性子的說：「討厭學校的氣氛。」

一被問明原因，就把責任完全推到國文老師身上。這樣一來，父母會擔心孩子所說的，而她也找到一個國文成績不好的理由來搪塞。

所以，我就要求這位母親任由她去，即使成績再怎麼差，憑她小學時紮下的基礎，大可不必為她操心了。

我也有意無意的重複說給她聽：「像妳們這麼優秀的人聚集在一起，會引起別人的側目哦！」也告訴她，可以多看一些自己喜歡的小說。

因為在看小說的同時，既能增進國文成績，更可以擴大人己之間的視野。所以，她改變自己對那位中年國文老師的印象。之後，除了讀書以外，她還活躍的參加各種活動。當然，最重要的就是幫她恢復自信。

▲晚了也無大礙

其實嫉妒不只在異性關係中才會發生。

讓我舉個例子。有兩位自高中時代起，就非常要好的親密朋友。他們希望一起考上一流的國立大學，準備將來進入財政部，做一番轟轟烈烈的大事。

他們倆人果真考上一流國立大學的法學部，看來真是一切都一帆風順。

可是，這時其中一人罹患肺病入院治療。

剛開始，他以輕鬆的心情住在醫院裡治療。可是，時間愈拖愈長，最後只好休學一年。這段期間，另一個同伴經常來看他，不僅使病房明亮起來，也帶許多朋友一起來探望他。

大約過了四、五個月，慢慢起了變化。

這位生病的朋友認為休學一年，就晚一年畢業，那麼進財政部也會晚一年，這之間就有差異。今後不管再怎麼努力也不能彌補過來。

他越想，就越像看到另外那一位健康的朋友，任何事都是輝煌、燦爛，如交際廣、做事積極、受女性歡迎、注意力也很好等。

他越想就越嫉妒，暗暗湧上憎恨好朋友的心理。雖然他沒有明顯的表現出來，卻不斷的積壓在心裡，但是每當感覺自己有這樣的心態，又會羞愧的不得了。

當他坦誠的傾吐後，我覺得他真是自尋煩惱。

僅僅是一年，就有決定性的差別嗎？即使真的有差別，也不一定非當公務員不可啊。在民營企業工作，同樣的也能做到像推動國家經濟般的偉大工作。

以日本企業的力量，將來也許會獲得一份在橫跨數國的大企業內工作，為了能負責那份工作，你必定會全力以赴。

公務員並非人生的全部。不論在哪裡，任何一份工作都是了不起的。這是對於人生的另一種想法。

有個人認為一流人物和有名氣的人不一樣。所謂有名氣的人多半指臉龐姣好，或是會唱歌的人。

一流的人不見得有名，而有名的人，也不一定就是一流人物。

到底，何謂一流人物呢？具備條件有三：

第一，就是曾經歷大病的人。在生與死中掙扎過的人，才能抓住生命眞正的意義。

第二，有落榜重考經驗的人。舉凡有過迷失經驗的人，會在迷失中培養他們奮發向上的力量。

第三，放蕩、被認為無可救藥的人。曾經被放棄，但是又重新來過的人。

為什麼呢？因為只有有過痛苦經歷的人，他才知道標準定位在哪裡？

還有一件事我想告訴大家的，那就是不管你曾經落榜。因病而晚別人一步甚至好多步，千萬不要氣餒。因為晚兩年，你就有多兩年的不同人生體驗。

▲勿為金錢所奴役

從前有一部電影，片名叫做「惡人好眠」，以現在社會狀況看來，果真有那種感覺：正直誠篤孜孜不倦的工作，比不上那些有大筆存款的人。

「手上有錢，就可以做自己喜歡做的事。我一想到這種傢伙在歌頌這個世界，就一肚子火」我經常有這種感慨。

有位青年繼承了父親的店務，父親對他說了一些話：

「你也想要多賺點錢好去玩嗎？如果是這樣，就照著自己的意思去做吧！」青年搔著頭，為自己無法辦到而困擾的苦笑著。

有句話說：「貪心不足，蛇呑象」。別人是別人，自己是自己。羨慕別人，或是百般強求，都是固執。

第一，有錢的人並一定都是快樂。不要由外表判斷一個人。有些人也許賺了許多錢，但是最後卻要站在法庭上接受判決，這種人任誰都會瞧不起的。

還有什麼是我們認為比自己好的？是住在豪華宅邸，進出有高級轎車接送？還是當個大公司的董事長、政治家，花錢像流水一樣？

在現今社會上，也許有錢真的好辦事，而有錢比沒錢方便也是事實。不過，有錢你就會過得快樂、幸福嗎？這是完全不一樣的。有些人在歡場中會對酒和女人發些牢騷，也許他們這些遊玩其中的人，心裡都有股莫名的空虛感。

世界上雖然有許多不公平的事，但是對人來說，卻是很公平的。

例如，性。有些人大概會認為只要有錢，就可以玩各式各樣的女人。但是在你賺夠錢以後，還能擁有旺盛的精力嗎？應該不會了。

雖然在工作上沒有消耗體力，但是卻耗費精神；再加上餐餐山珍海味，到頭來反而糖尿病纏身。這真是一件很痛苦的事。

食物也是一樣。人們總認為最美味的食物應該是高級餐廳的牛排、有名氣的高級料理。不過如果你這麼想，那就大錯特錯了。其實勞動階級所吃的食物，才是天下第一美味。

有位非常有錢的富翁，因為太富有，所以每天都吃得非常豐盛，可是他從來不曾有過感激的心。

反觀一個剛打完工下班回家的人，他用僅有的一點錢吃簡便的快餐，卻覺得這食物是天下最美味的。

如果你去訪問那些政治家、財閥，他們一生中最美味的食物是什麼?你會訝異的發覺，是學生時代的自助餐。因為他們對未來寄予厚望而勞動體力，所以覺得非常可口。在經過一天的工作後，用自己辛苦所賺的錢喝酒也是最甘甜的。

我們的胃就是這樣容易滿足。

在居家方面，不論是住在豪華公寓，還是一個小蝸居，只要有棲身之處都是一樣的。有個人到飯店住了一晚，花費日幣十萬元的房間，我問他，價錢貴是不是睡得更好，他笑著說：「早上還不是七點一到就醒過來了。」

其實每個人都有一種「別人的東西都是好的」的心態，自己沒有的東西或是無法辦到的事，就會羨慕別人。

所謂金錢，雖然是自己的，臨了還是回歸天下。儲蓄是一件好事，但是，如果被錢所支配，就太不幸了。適合自己身份的生活方式，才能過著快活的人生。人生如果快樂，金錢才會自然的隨之而來。

▲過多的金錢是不幸的源頭

我的祖先在大高坂的高知縣廳前立了一個碑。大高坂城及大高坂神社在大戰結束後，已經改為高知城、高知神社了，因為並沒有遺留下任何東西，所以大家都覺得很不可思議，這卻也印證了道家的精神。

有許多人為金錢身敗名裂，甚至到家毀人亡的地步。而道家在其精義中，早已明確的告訴我們「不要將美田留給後代子孫」。

意思就是不要把與孩子身份不相稱的財產留給他。明白的說，如果將身後的財產留給後代，容易使平素感情友睦的兄弟為錢發生爭執，最後，弄得身敗名裂，兄弟失和。

「甚愛必大費，多藏必厚亡。」（第四十四章）

「金玉滿堂，莫之能守。」（第九章）

這兩則是出於道德經中老子所說的話；過則必失，而失去的苦痛，遠超過辛勤工作所獲得的。

如果孩子得到過多的財產，同樣的，那也只會帶給他更多的煩惱。

首先就是稅金的問題。父母忙忙碌碌的賺錢，即使留給兒子許多財產，一旦繳完遺產稅以後，實際上已經沒有剩餘多少錢了。

在茨城有一位日本數一數二的有錢人，他的兒子至今仍然在負債，他為了支付父親遺留下來龐大財產的遺產稅，所以先賣了一座山。可是賣掉這座山也算是所得之一。同樣要繳稅，為了再繳稅，他的兒子只好再賣掉另一座山。

偏偏又遇到土地詐欺，最後剩下的只是負債而已。只因昔日嬌生慣養，所以無法辨視別人的詐欺伎倆。這並不是一則笑話，反觀今天做父親的，似乎都有這種傾向。

假使自己的父親非常有錢，那麼，就要想到這是自己的不幸。以父母來看，他們無不竭盡己力，將自己所有的東西全部獻給兒女們。只要兒女想要的東西，他們就會買；想進什麼學校讀書，他們花再多的錢、方法，也會把兒女送入就讀。

其實這些做法，最後反而給孩子負面的作用；因為孩子在完全不知道自己的實力下，進入這個社會工作。若是孩子真的非常有才能，因為父親的過分關照而無法完全發揮自己本身所有的才能，反而在世界上混混沌沌的過下去。

想到這一層，金錢就變成魔物，不是隨便濫用的。

道家並不像佛教，將金錢斥為不淨之物。孟子曾說：「有恆產者無恆心」。如果沒有錢，不管你想做什麼事都無法去做。只是千萬不要讓金錢拘束自己，反倒背負更多的痛苦。有錢也好，沒錢也無所謂，因為人生來就是身無分文的。

▲不要再為過往憂心

在我家附近住有年約二十幾歲的年輕主婦，她總是面帶愁容，低頭走路。即使擦身而過，她也不會多加注意。有時我會出聲使她注意我；她也許會覺得我很無聊，可是一回憶起悲傷、痛苦的往事，就悶悶不樂，不知道自己是否要一直背負著這個不幸的命運。

的確，一個人如果完全沒有悲傷、痛苦，那麼他的腦筋一定相當怪異；但是如果讓自己不斷的悲痛，就無法拓展明天的新生活。生命中應該抱持著快樂是長久的滋味，而悲傷、痛苦只在轉瞬間就會成空的態度。

道家對於死亡的看法是「人，赤裸裸而生，亦將歸於赤裸裸而死」。

「列子」這本闡述道家思想的書中有一則故事。有個男人非常溺愛自己的孩子，但是當孩子不幸夭折死了，他卻絲毫也不悲傷。他的太太問他原因，他回答說：「我們在沒有孩子前，就不曾為他操過心，現在孩子死了，等於是和先前沒孩子的時候一樣」。你也許會認為這個父親很絕情，但事實上，不論你再怎麼哭泣、悲傷，死去的孩子再也不能活過來了。

即使再怎麼去想那些不幸的過去，那些曾經發生過的事，也絕對不會再恢復以往白紙的情況的。停止愚蠢的徒勞，想想事情的光明面吧。這樣對身心才有助益。

也有些人一遇到高興的事，就會想到接下來可能有令人痛苦的事出現，這種心裡根本就是「庸人自擾之」。

害怕周遭有令自己高興的事，完全是愚蠢心理作祟。這種人遇到高興的事情的時候，應該持續思考這些令人振奮的事情，如此才能使自己快樂。在此我要教大家一種安心的方法。

≪安心呼吸行法≫

①盤腿坐，將握住的手放在腳上。眼睛稍稍閉上。
②嘴巴稍微張開，邊吐氣邊將脖子以直角向左轉。
③當呼吸困難前，將脖子轉回正面。再由鼻子吸氣。

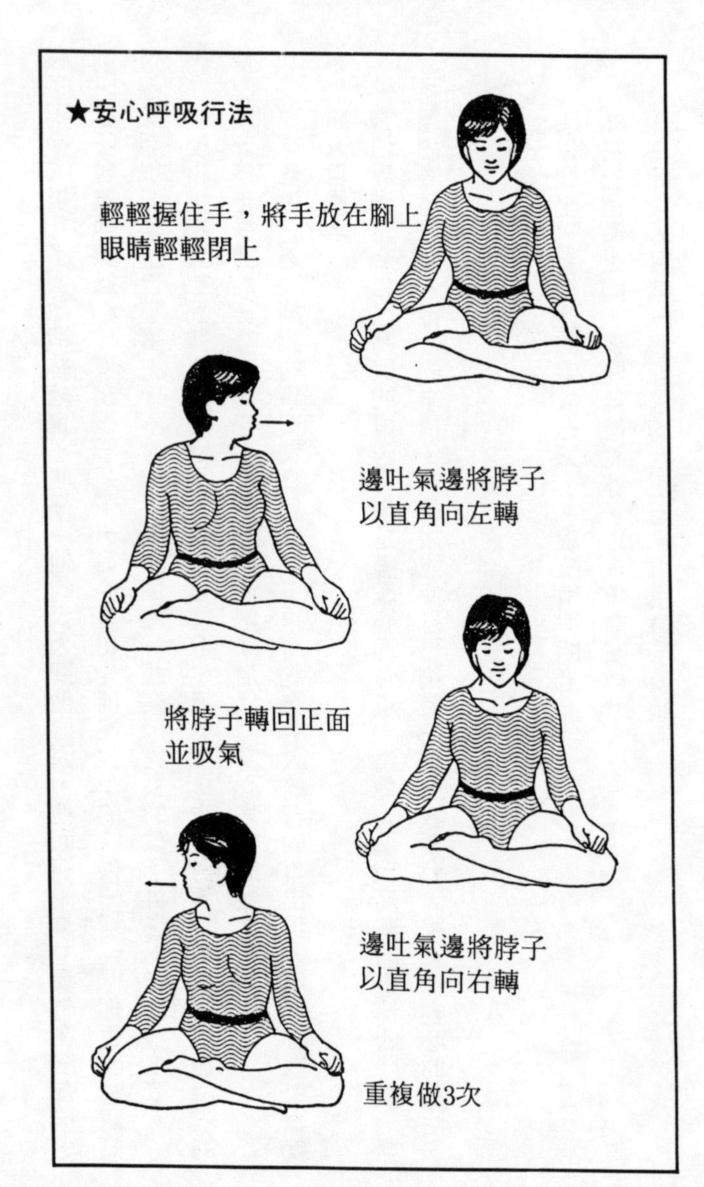
★安心呼吸行法
輕輕握住手，將手放在腳上
眼睛輕輕閉上
邊吐氣邊將脖子
以直角向左轉
將脖子轉回正面
並吸氣
邊吐氣邊將脖子
以直角向右轉
重複做3次

④邊吐氣邊將脖子以直角向右轉，邊吸氣邊再轉回正面。

▲養兒育女是天職

「人生虛幻無常。我的人生就是這樣的。」有些喜歡鑽牛角尖的人跑來對我說。

有位母親現年二十八歲，育有三子，孩子們現在都已經上小學了。她現在好不容易方能喘口氣休息一下，可是最近當她遇到學生時代，而如今仍然單身努力於工作的朋友時，突然對自己的人生產生了質疑。

「別人只看到我把先生、孩子們照顧得無微不至，幸福洋溢的樣子，但是每當我一空閒下來，就會開始思考自己的人生目的。一想到全心全意對待丈夫、孩子們，而且將來也不會有所改變，難道自己要一直如此生活下去嗎？沒有什麼自己想做的事嗎？每當我想到這裡，就會坐立不安。」

但是當我一問她到底想做什麼的時候，她就消沈的表示不知道。

這是那些來商談的人的共通點。他們都只想要擁有盡力的人生。

我討厭那樣的工作。有許多人想要從事有生命意義的工作，可是自己究竟想做什麼，卻都說不上來。

現在的女人都說要放下養育兒女的天職，為什麼有這樣的想法呢？創造一個幸福的家庭、教導孩子做一個有用的人，這些都是女人一生的事業，難道沒有它的價值存在嗎？

世上只有女人能生孩子，而教養孩子也是女人的天職。如果女人不再生孩子，放棄養育天職，那麼人類只會走向滅亡之路。

女人身居如此神聖的工作，竟然從來沒有注意過。

如果孩子長大了，妳也可以和先生重溫昔時的新婚生活，那不是很好嗎？妳可以做很多自己可以做、喜歡做的事，如作詩、看小說等，也可以打打球；只要自己快樂，何必在意別人的眼光和批評呢！

千萬不要說自己為孩子犧牲了一切，如果妳始終抱持這種想法，那將使你為將來而更加迷惘。

夫妻共創一個美滿的家庭。養兒育女，是天經地義的事，若是將它視為一種責任，自己就會陷入這個責任中。如果把孩子當作是自己的所有物，所以孩子一切都要按照自己的想法去做，一旦孩子自立而離開，父母就會變得歇斯底里。接著，認為孩子不照顧自己後半輩子，因而一直忿恨不平。

小孩長大以後，都是要離開父母身邊的，離不開父母就永遠長不大。所以，當孩子離開自己身邊的時候，父母應該想：「啊，我的孩子終於長大了。」

▲掃除死亡的恐懼

只要一有令人煩惱不愉快的事，就要讓好的事情在腦海不斷盤旋。老年人總是比較容易為人生的短暫而苦惱，但是最近有位英俊挺拔的高中生，他帶著蒼老的臉孔跑來對我說：「我知道人終究有一死，但是每一想到死亡，我就好害怕哦，到底該怎麼辦？」

像這樣正值生命最躍動的高中生，卻來問我這種問題，真是讓我忍不住要笑出來。但是這個問題對他來說，是那麼令他操心。

人之所以恐懼死亡，乃是因為沒有人知道死後的世界是什麼樣的景象，所以人類在本能上對未知的世界感到恐懼、害怕。

不過，到目前為止，對於已經死去的幾百億、幾千億的人類，他們都還不曾對死後的世界有過任何的牢騷，看來死後的世界，並不如我們想像的那麼糟吧。

「死後的世界沒有君臣之禮，也沒有寒暑之苦。有的只是快樂的生活在無限的天地之間。即使生時為王，也比不上死後世界的快樂。」

莊子曾經這樣說過。

人死，軀殼雖已無形，但是氣依然留存著。

人的生死好比河川一般。山上的地下水集結後，就滙成一條小河流。這就是誕生。如果為這河取名字，它就有了稱呼。當這條河頓成急流，就會產生瀑布、深淵，變換各種地形，與其他各河流相滙，最後注入大海。其間，河流的流道不曾相同過。

當這條河的水，蒸發成「氣」，就好比人的死。也就是說，河的流程就像人生，而海即為死後的世界。海水雖不能由特定河川中的水（氣）取出，但是一經蒸發，變成雲，變成雨，又會在某地自成一條河（形）。

死後的世界就像海一樣，包容了無限，悠閑的流著，彷彿覺悟的世界。所以，死亡根本就不可怕。

• 法律專欄連載 • 電腦編號 58

台大法學院 法律學系／策劃
法律服務社／編著

①別讓您的權利睡著了[1]	200元
②別讓您的權利睡著了[2]	200元

• 秘傳占卜系列 • 電腦編號 14

①手相術	淺野八郎著	150元
②人相術	淺野八郎著	150元
③西洋占星術	淺野八郎著	150元
④中國神奇占卜	淺野八郎著	150元
⑤夢判斷	淺野八郎著	150元
⑥前世、來世占卜	淺野八郎著	150元
⑦法國式血型學	淺野八郎著	150元
⑧靈感、符咒學	淺野八郎著	150元
⑨紙牌占卜學	淺野八郎著	150元
⑩ＥＳＰ超能力占卜	淺野八郎著	150元
⑪猶太數的秘術	淺野八郎著	150元
⑫新心理測驗	淺野八郎著	160元

• 趣味心理講座 • 電腦編號 15

①性格測驗１	探索男與女	淺野八郎著	140元
②性格測驗２	透視人心奧秘	淺野八郎著	140元
③性格測驗３	發現陌生的自己	淺野八郎著	140元
④性格測驗４	發現你的真面目	淺野八郎著	140元
⑤性格測驗５	讓你們吃驚	淺野八郎著	140元
⑥性格測驗６	洞穿心理盲點	淺野八郎著	140元
⑦性格測驗７	探索對方心理	淺野八郎著	140元
⑧性格測驗８	由吃認識自己	淺野八郎著	140元
⑨性格測驗９	戀愛知多少	淺野八郎著	140元

⑩性格測驗10　由裝扮瞭解人心	淺野八郎著	140元
⑪性格測驗11　敲開內心玄機	淺野八郎著	140元
⑫性格測驗12　透視你的未來	淺野八郎著	140元
⑬血型與你的一生	淺野八郎著	140元
⑭趣味推理遊戲	淺野八郎著	160元
⑮行爲語言解析	淺野八郎著	160元

•婦 幼 天 地•電腦編號16

①八萬人減肥成果	黃靜香譯	180元
②三分鐘減肥體操	楊鴻儒譯	150元
③窈窕淑女美髮秘訣	柯素娥譯	130元
④使妳更迷人	成　玉譯	130元
⑤女性的更年期	官舒妍編譯	160元
⑥胎內育兒法	李玉瓊編譯	150元
⑦早產兒袋鼠式護理	唐岱蘭譯	200元
⑧初次懷孕與生產	婦幼天地編譯組	180元
⑨初次育兒12個月	婦幼天地編譯組	180元
⑩斷乳食與幼兒食	婦幼天地編譯組	180元
⑪培養幼兒能力與性向	婦幼天地編譯組	180元
⑫培養幼兒創造力的玩具與遊戲	婦幼天地編譯組	180元
⑬幼兒的症狀與疾病	婦幼天地編譯組	180元
⑭腿部苗條健美法	婦幼天地編譯組	150元
⑮女性腰痛別忽視	婦幼天地編譯組	150元
⑯舒展身心體操術	李玉瓊編譯	130元
⑰三分鐘臉部體操	趙薇妮著	160元
⑱生動的笑容表情術	趙薇妮著	160元
⑲心曠神怡減肥法	川津祐介著	130元
⑳內衣使妳更美麗	陳玄茹譯	130元
㉑瑜伽美姿美容	黃靜香編著	150元
㉒高雅女性裝扮學	陳珮玲譯	180元
㉓蠶糞肌膚美顏法	坂梨秀子著	160元
㉔認識妳的身體	李玉瓊譯	160元
㉕產後恢復苗條體態	居理安•芙萊喬著	200元
㉖正確護髮美容法	山崎伊久江著	180元
㉗安琪拉美姿養生學	安琪拉蘭斯博瑞著	180元
㉘女體性醫學剖析	增田豐著	220元
㉙懷孕與生產剖析	岡部綾子著	180元
㉚斷奶後的健康育兒	東城百合子著	220元

•青春天地• 電腦編號17

①A血型與星座	柯素娥編譯	120元
②B血型與星座	柯素娥編譯	120元
③O血型與星座	柯素娥編譯	120元
④AB血型與星座	柯素娥編譯	120元
⑤青春期性教室	呂貴嵐編譯	130元
⑥事半功倍讀書法	王毅希編譯	150元
⑦難解數學破題	宋釗宜編譯	130元
⑧速算解題技巧	宋釗宜編譯	130元
⑨小論文寫作秘訣	林顯茂編譯	120元
⑪中學生野外遊戲	熊谷康編著	120元
⑫恐怖極短篇	柯素娥編譯	130元
⑬恐怖夜話	小毛驢編譯	130元
⑭恐怖幽默短篇	小毛驢編譯	120元
⑮黑色幽默短篇	小毛驢編譯	120元
⑯靈異怪談	小毛驢編譯	130元
⑰錯覺遊戲	小毛驢編譯	130元
⑱整人遊戲	小毛驢編著	150元
⑲有趣的超常識	柯素娥編譯	130元
⑳哦！原來如此	林慶旺編譯	130元
㉑趣味競賽100種	劉名揚編譯	120元
㉒數學謎題入門	宋釗宜編譯	150元
㉓數學謎題解析	宋釗宜編譯	150元
㉔透視男女心理	林慶旺編譯	120元
㉕少女情懷的自白	李桂蘭編譯	120元
㉖由兄弟姊妹看命運	李玉瓊編譯	130元
㉗趣味的科學魔術	林慶旺編譯	150元
㉘趣味的心理實驗室	李燕玲編譯	150元
㉙愛與性心理測驗	小毛驢編譯	130元
㉚刑案推理解謎	小毛驢編譯	130元
㉛偵探常識推理	小毛驢編譯	130元
㉜偵探常識解謎	小毛驢編譯	130元
㉝偵探推理遊戲	小毛驢編譯	130元
㉞趣味的超魔術	廖玉山編著	150元
㉟趣味的珍奇發明	柯素娥編著	150元
㊱登山用具與技巧	陳瑞菊編著	150元

•健康天地• 電腦編號18

①壓力的預防與治療	柯素娥編譯	130元
②超科學氣的魔力	柯素娥編譯	130元
③尿療法治病的神奇	中尾良一著	130元
④鐵證如山的尿療法奇蹟	廖玉山譯	120元
⑤一日斷食健康法	葉慈容編譯	120元
⑥胃部強健法	陳炳崑譯	120元
⑦癌症早期檢查法	廖松濤譯	160元
⑧老人痴呆症防止法	柯素娥編譯	130元
⑨松葉汁健康飲料	陳麗芬編譯	130元
⑩揉肚臍健康法	永井秋夫著	150元
⑪過勞死、猝死的預防	卓秀貞編譯	130元
⑫高血壓治療與飲食	藤山順豐著	150元
⑬老人看護指南	柯素娥編譯	150元
⑭美容外科淺談	楊啟宏著	150元
⑮美容外科新境界	楊啟宏著	150元
⑯鹽是天然的醫生	西英司郎著	140元
⑰年輕十歲不是夢	梁瑞麟譯	200元
⑱茶料理治百病	桑野和民著	180元
⑲綠茶治病寶典	桑野和民著	150元
⑳杜仲茶養顏減肥法	西田博著	150元
㉑蜂膠驚人療效	瀨長良三郎著	150元
㉒蜂膠治百病	瀨長良三郎著	180元
㉓醫藥與生活	鄭炳全著	180元
㉔鈣長生寶典	落合敏著	180元
㉕大蒜長生寶典	木下繁太郎著	160元
㉖居家自我健康檢查	石川恭三著	160元
㉗永恒的健康人生	李秀鈴譯	200元
㉘大豆卵磷脂長生寶典	劉雪卿譯	150元
㉙芳香療法	梁艾琳譯	160元
㉚醋長生寶典	柯素娥譯	180元
㉛從星座透視健康	席拉・吉蒂斯著	180元
㉜愉悅自在保健學	野本二士夫著	160元
㉝裸睡健康法	丸山淳士等著	160元
㉞糖尿病預防與治療	藤田順豐著	180元
㉟維他命長生寶典	菅原明子著	180元
㊱維他命C新效果	鐘文訓編	150元
㊲手、腳病理按摩	堤芳郎著	160元
㊳AIDS瞭解與預防	彼得塔歇爾著	180元
㊴甲殼質殼聚糖健康法	沈永嘉譯	160元
㊵神經痛預防與治療	木下眞男著	160元
㊶室內身體鍛鍊法	陳炳崑編著	160元

㊷吃出健康藥膳	劉大器編著	180元
㊸自我指壓術	蘇燕謀編著	160元
㊹紅蘿蔔汁斷食療法	李玉瓊編著	150元
㊺洗心術健康秘法	竺翠萍編譯	170元
㊻枇杷葉健康療法	柯素娥編譯	180元
㊼抗衰血癒	楊啟宏著	180元

·實用女性學講座· 電腦編號 19

①解讀女性內心世界	島田一男著	150元
②塑造成熟的女性	島田一男著	150元
③女性整體裝扮學	黃靜香編著	180元
④女性應對禮儀	黃靜香編著	180元

·校 園 系 列· 電腦編號 20

①讀書集中術	多湖輝著	150元
②應考的訣竅	多湖輝著	150元
③輕鬆讀書贏得聯考	多湖輝著	150元
④讀書記憶秘訣	多湖輝著	150元
⑤視力恢復！超速讀術	江錦雲譯	180元

·實用心理學講座· 電腦編號 21

①拆穿欺騙伎倆	多湖輝著	140元
②創造好構想	多湖輝著	140元
③面對面心理術	多湖輝著	160元
④偽裝心理術	多湖輝著	140元
⑤透視人性弱點	多湖輝著	140元
⑥自我表現術	多湖輝著	150元
⑦不可思議的人性心理	多湖輝著	150元
⑧催眠術入門	多湖輝著	150元
⑨責罵部屬的藝術	多湖輝著	150元
⑩精神力	多湖輝著	150元
⑪厚黑說服術	多湖輝著	150元
⑫集中力	多湖輝著	150元
⑬構想力	多湖輝著	150元
⑭深層心理術	多湖輝著	160元
⑮深層語言術	多湖輝著	160元
⑯深層說服術	多湖輝著	180元
⑰掌握潛在心理	多湖輝著	160元

⑱洞悉心理陷阱　多湖輝著　180元

・超現實心理講座・電腦編號 22

①超意識覺醒法　詹蔚芬編譯　130元
②護摩秘法與人生　劉名揚編譯　130元
③秘法！超級仙術入門　陸　明譯　150元
④給地球人的訊息　柯素娥編著　150元
⑤密教的神通力　劉名揚編著　130元
⑥神秘奇妙的世界　平川陽一著　180元
⑦地球文明的超革命　吳秋嬌譯　200元
⑧力量石的秘密　吳秋嬌譯　180元
⑨超能力的靈異世界　馬小莉譯　200元

・養 生 保 健・電腦編號 23

①醫療養生氣功　黃孝寬著　250元
②中國氣功圖譜　余功保著　230元
③少林醫療氣功精粹　井玉蘭著　250元
④龍形實用氣功　吳大才等著　220元
⑤魚戲增視強身氣功　宮　嬰著　220元
⑥嚴新氣功　前新培金著　250元
⑦道家玄牝氣功　張　章著　200元
⑧仙家秘傳袪病功　李遠國著　160元
⑨少林十大健身功　秦慶豐著　180元
⑩中國自控氣功　張明武著　250元
⑪醫療防癌氣功　黃孝寬著　250元
⑫醫療強身氣功　黃孝寬著　250元
⑬醫療點穴氣功　黃孝寬著　220元
⑭中國八卦如意功　趙維漢著　180元
⑮正宗馬禮堂養氣功　馬禮堂著　420元

・社會人智囊・電腦編號 24

①糾紛談判術　清水增三著　160元
②創造關鍵術　淺野八郎著　150元
③觀人術　淺野八郎著　180元
④應急詭辯術　廖英迪編著　160元
⑤天才家學習術　木原武一著　160元
⑥猫型狗式鑑人術　淺野八郎著　180元
⑦逆轉運掌握術　淺野八郎著　180元

⑧人際圓融術	澀谷昌三著	160元
⑨解讀人心術	淺野八郎著	180元
⑩與上司水乳交融術	秋元隆司著	180元

•精選系列• 電腦編號25

①毛澤東與鄧小平	渡邊利夫等著	280元
②中國大崩裂	江戶介雄著	180元
③台灣•亞洲奇蹟	上村幸治著	220元
④7-ELEVEN高盈收策略	國友隆一著	180元
⑤台灣獨立	森　詠著	200元
⑥迷失中國的末路	江戶雄介著	220元
⑦2000年5月全世界毀滅	紫藤甲子男著	180元

•運動遊戲• 電腦編號26

①雙人運動	李玉瓊譯	160元
②愉快的跳繩運動	廖玉山譯	180元
③運動會項目精選	王佑京譯	150元
④肋木運動	廖玉山譯	150元
⑤測力運動	王佑宗譯	150元

•銀髮族智慧學• 電腦編號28

①銀髮六十樂逍遙	多湖輝著	170元
②人生六十反年輕	多湖輝著	170元

•心靈雅集• 電腦編號00

①禪言佛語看人生	松濤弘道著	180元
②禪密教的奧秘	葉逯謙譯	120元
③觀音大法力	田口日勝著	120元
④觀音法力的大功德	田口日勝著	120元
⑤達摩禪106智慧	劉華亭編譯	150元
⑥有趣的佛教研究	葉逯謙編譯	120元
⑦夢的開運法	蕭京凌譯	130元
⑧禪學智慧	柯素娥編譯	130元
⑨女性佛教入門	許俐萍譯	110元
⑩佛像小百科	心靈雅集編譯組	130元
⑪佛教小百科趣談	心靈雅集編譯組	120元
⑫佛教小百科漫談	心靈雅集編譯組	150元

⑬佛教知識小百科	心靈雅集編譯組	150元
⑭佛學名言智慧	松濤弘道著	220元
⑮釋迦名言智慧	松濤弘道著	220元
⑯活人禪	平田精耕著	120元
⑰坐禪入門	柯素娥編譯	120元
⑱現代禪悟	柯素娥編譯	130元
⑲道元禪師語錄	心靈雅集編譯組	130元
⑳佛學經典指南	心靈雅集編譯組	130元
㉑何謂「生」 阿含經	心靈雅集編譯組	150元
㉒一切皆空 般若心經	心靈雅集編譯組	150元
㉓超越迷惘 法句經	心靈雅集編譯組	130元
㉔開拓宇宙觀 華嚴經	心靈雅集編譯組	130元
㉕真實之道 法華經	心靈雅集編譯組	130元
㉖自由自在 涅槃經	心靈雅集編譯組	130元
㉗沈默的教示 維摩經	心靈雅集編譯組	150元
㉘開通心眼 佛語佛戒	心靈雅集編譯組	130元
㉙揭秘寶庫 密教經典	心靈雅集編譯組	130元
㉚坐禪與養生	廖松濤譯	110元
㉛釋尊十戒	柯素娥編譯	120元
㉜佛法與神通	劉欣如編著	120元
㉝悟（正法眼藏的世界）	柯素娥編譯	120元
㉞只管打坐	劉欣如編著	120元
㉟喬答摩・佛陀傳	劉欣如編著	120元
㊱唐玄奘留學記	劉欣如編著	120元
㊲佛教的人生觀	劉欣如編譯	110元
㊳無門關（上卷）	心靈雅集編譯組	150元
㊴無門關（下卷）	心靈雅集編譯組	150元
㊵業的思想	劉欣如編著	130元
㊶佛法難學嗎	劉欣如著	140元
㊷佛法實用嗎	劉欣如著	140元
㊸佛法殊勝嗎	劉欣如著	140元
㊹因果報應法則	李常傳編	140元
㊺佛教醫學的奧秘	劉欣如編著	150元
㊻紅塵絕唱	海 若著	130元
㊼佛教生活風情	洪丕謨、姜玉珍著	220元
㊽行住坐臥有佛法	劉欣如著	160元
㊾起心動念是佛法	劉欣如著	160元
㊿四字禪語	曹洞宗青年會	200元
51妙法蓮華經	劉欣如編著	160元

㊾根本佛教與大乘佛教	葉作森編	元

・經 營 管 理・電腦編號 01

◎創新經營六十六大計（精）	蔡弘文編	780元
①如何獲取生意情報	蘇燕謀譯	110元
②經濟常識問答	蘇燕謀譯	130元
③股票致富68秘訣	簡文祥譯	200元
④台灣商戰風雲錄	陳中雄著	120元
⑤推銷大王秘錄	原一平著	180元
⑥新創意・賺大錢	王家成譯	90元
⑦工廠管理新手法	琪 輝著	120元
⑧奇蹟推銷術	蘇燕謀譯	100元
⑨經營參謀	柯順隆譯	120元
⑩美國實業24小時	柯順隆譯	80元
⑪撼動人心的推銷法	原一平著	150元
⑫高等經營法	蔡弘文編	120元
⑬如何掌握顧客	柯順隆譯	150元
⑭一等一賺錢策略	蔡弘文編	120元
⑯成功經營妙方	鐘文訓著	120元
⑰一流的管理	蔡弘文編	150元
⑱外國人看中韓經濟	劉華亭譯	150元
⑲企業不良幹部群相	琪輝編著	120元
⑳突破商場人際學	林振輝編著	90元
㉑無中生有術	琪輝編著	140元
㉒如何使女人打開錢包	林振輝編著	100元
㉓操縱上司術	邑井操著	90元
㉔小公司經營策略	王嘉誠著	160元
㉕成功的會議技巧	鐘文訓編譯	100元
㉖新時代老闆學	黃柏松編著	100元
㉗如何創造商場智囊團	林振輝編譯	150元
㉘十分鐘推銷術	林振輝編譯	180元
㉙五分鐘育才	黃柏松編譯	100元
㉚成功商場戰術	陸明編譯	100元
㉛商場談話技巧	劉華亭編譯	120元
㉜企業帝王學	鐘文訓譯	90元
㉝自我經濟學	廖松濤編譯	100元
㉞一流的經營	陶田生編著	120元
㉟女性職員管理術	王昭國編譯	120元
㊱ＩＢＭ的人事管理	鐘文訓編譯	150元
㊲現代電腦常識	王昭國編譯	150元

㊳電腦管理的危機	鐘文訓編譯	120元
㊴如何發揮廣告效果	王昭國編譯	150元
㊵最新管理技巧	王昭國編譯	150元
㊶一流推銷術	廖松濤編譯	150元
㊷包裝與促銷技巧	王昭國編譯	130元
㊸企業王國指揮塔	松下幸之助著	120元
㊹企業精銳兵團	松下幸之助著	120元
㊺企業人事管理	松下幸之助著	100元
㊻華僑經商致富術	廖松濤編譯	130元
㊼豐田式銷售技巧	廖松濤編譯	180元
㊽如何掌握銷售技巧	王昭國編著	130元
㊿洞燭機先的經營	鐘文訓編譯	150元
52新世紀的服務業	鐘文訓編譯	100元
53成功的領導者	廖松濤編譯	120元
54女推銷員成功術	李玉瓊編譯	130元
55ＩＢＭ人才培育術	鐘文訓編譯	100元
56企業人自我突破法	黃琪輝編著	150元
58財富開發術	蔡弘文編著	130元
59成功的店舖設計	鐘文訓編著	150元
61企管回春法	蔡弘文編著	130元
62小企業經營指南	鐘文訓編譯	100元
63商場致勝名言	鐘文訓編譯	150元
64迎接商業新時代	廖松濤編譯	100元
66新手股票投資入門	何朝乾　編	180元
67上揚股與下跌股	何朝乾編譯	180元
68股票速成學	何朝乾編譯	180元
69理財與股票投資策略	黃俊豪編著	180元
70黃金投資策略	黃俊豪編著	180元
71厚黑管理學	廖松濤編譯	180元
72股市致勝格言	呂梅莎編譯	180元
73透視西武集團	林谷燁編譯	150元
76巡迴行銷術	陳蒼杰譯	150元
77推銷的魔術	王嘉誠譯	120元
78 60秒指導部屬	周蓮芬編譯	150元
79精銳女推銷員特訓	李玉瓊編譯	130元
80企劃、提案、報告圖表的技巧	鄭　汶　譯	180元
81海外不動產投資	許達守編譯	150元
82八百件的世界策略	李玉瓊譯	150元
83服務業品質管理	吳宜芬譯	180元
84零庫存銷售	黃東謙編譯	150元
85三分鐘推銷管理	劉名揚編譯	150元

㊇推銷大王奮鬥史	原一平著	150元
㊈豐田汽車的生產管理	林谷燁編譯	150元

•成功寶庫•電腦編號02

①上班族交際術	江森滋著	100元
②拍馬屁訣竅	廖玉山編譯	110元
④聽話的藝術	歐陽輝編譯	110元
⑨求職轉業成功術	陳 義編著	110元
⑩上班族禮儀	廖玉山編著	120元
⑪接近心理學	李玉瓊編著	100元
⑫創造自信的新人生	廖松濤編著	120元
⑭上班族如何出人頭地	廖松濤編著	100元
⑮神奇瞬間瞑想法	廖松濤編譯	100元
⑯人生成功之鑰	楊意苓編著	150元
⑲給企業人的諍言	鐘文訓編著	120元
⑳企業家自律訓練法	陳 義編譯	100元
㉑上班族妖怪學	廖松濤編著	100元
㉒猶太人縱橫世界的奇蹟	孟佑政編著	110元
㉓訪問推銷術	黃静香編著	130元
㉕你是上班族中強者	嚴思圖編著	100元
㉖向失敗挑戰	黃静香編著	100元
㉙機智應對術	李玉瓊編著	130元
㉚成功頓悟100則	蕭京凌編譯	130元
㉛掌握好運100則	蕭京凌編譯	110元
㉜知性幽默	李玉瓊編譯	130元
㉝熟記對方絕招	黃静香編譯	100元
㉞男性成功秘訣	陳蒼杰編譯	130元
㊱業務員成功秘方	李玉瓊編著	120元
㊲察言觀色的技巧	劉華亭編著	130元
㊳一流領導力	施義彥編譯	120元
㊴一流說服力	李玉瓊編著	130元
㊵30秒鐘推銷術	廖松濤編譯	150元
㊶猶太成功商法	周蓮芬編譯	120元
㊷尖端時代行銷策略	陳蒼杰編著	100元
㊸顧客管理學	廖松濤編著	100元
㊹如何使對方說Yes	程 羲編著	150元
㊺如何提高工作效率	劉華亭編著	150元
㊼上班族口才學	楊鴻儒譯	120元
㊽上班族新鮮人須知	程 羲編著	120元
㊾如何左右逢源	程 羲編著	130元

㊿語言的心理戰	多湖輝著	130元
51扣人心弦演說術	劉名揚編著	120元
53如何增進記憶力、集中力	廖松濤譯	130元
55性惡企業管理學	陳蒼杰譯	130元
56自我啟發200招	楊鴻儒編著	150元
57做個傑出女職員	劉名揚編著	130元
58靈活的集團營運術	楊鴻儒編著	120元
60個案研究活用法	楊鴻儒編著	130元
61企業教育訓練遊戲	楊鴻儒編著	120元
62管理者的智慧	程　義編譯	130元
63做個佼佼管理者	馬筱莉編譯	130元
64智慧型說話技巧	沈永嘉編譯	130元
66活用佛學於經營	松濤弘道著	150元
67活用禪學於企業	柯素娥編譯	130元
68詭辯的智慧	沈永嘉編譯	150元
69幽默詭辯術	廖玉山編譯	150元
70拿破崙智慧箴言	柯素娥編譯	130元
71自我培育・超越	蕭京凌編譯	150元
74時間即一切	沈永嘉編譯	130元
75自我脫胎換骨	柯素娥譯	150元
76贏在起跑點—人才培育鐵則	楊鴻儒編譯	150元
77做一枚活棋	李玉瓊編譯	130元
78面試成功戰略	柯素娥編譯	130元
79自我介紹與社交禮儀	柯素娥編譯	150元
80說NO的技巧	廖玉山編譯	130元
81瞬間攻破心防法	廖玉山編譯	120元
82改變一生的名言	李玉瓊編譯	130元
83性格性向創前程	楊鴻儒編譯	130元
84訪問行銷新竅門	廖玉山編譯	150元
85無所不達的推銷話術	李玉瓊編譯	150元

・處世智慧・電腦編號 03

①如何改變你自己	陸明編譯	120元
④幽默說話術	林振輝編譯	120元
⑤讀書36計	黃柏松編譯	120元
⑥靈感成功術	譚繼山編譯	80元
⑧扭轉一生的五分鐘	黃柏松編譯	100元
⑨知人、知面、知其心	林振輝譯	110元
⑩現代人的詭計	林振輝譯	100元
⑫如何利用你的時間	蘇遠謀譯	80元

⑬口才必勝術	黃柏松編譯	120元
⑭女性的智慧	譚繼山編譯	90元
⑮如何突破孤獨	張文志編譯	80元
⑯人生的體驗	陸明編譯	80元
⑰微笑社交術	張芳明譯	90元
⑱幽默吹牛術	金子登著	90元
⑲攻心說服術	多湖輝著	100元
⑳當機立斷	陸明編譯	70元
㉑勝利者的戰略	宋恩臨編譯	80元
㉒如何交朋友	安紀芳編著	70元
㉓鬥智奇謀（諸葛孔明兵法）	陳炳崑著	70元
㉔慧心良言	亦　奇著	80元
㉕名家慧語	蔡逸鴻主編	90元
㉗稱霸者啟示金言	黃柏松編譯	90元
㉘如何發揮你的潛能	陸明編譯	90元
㉙女人身態語言學	李常傳譯	130元
㉚摸透女人心	張文志譯	90元
㉛現代戀愛秘訣	王家成譯	70元
㉜給女人的悄悄話	妮倩編譯	90元
㉞如何開拓快樂人生	陸明編譯	90元
㉟驚人時間活用法	鐘文訓譯	80元
㊱成功的捷徑	鐘文訓譯	70元
㊲幽默逗笑術	林振輝著	120元
㊳活用血型讀書法	陳炳崑譯	80元
㊴心　燈	葉于模著	100元
㊵當心受騙	林顯茂譯	90元
㊶心・體・命運	蘇燕謀譯	70元
㊷如何使頭腦更敏銳	陸明編譯	70元
㊸宮本武藏五輪書金言錄	宮本武藏著	100元
㊺勇者的智慧	黃柏松編譯	80元
㊼成熟的愛	林振輝譯	120元
㊽現代女性駕馭術	蔡德華著	90元
㊾禁忌遊戲	酒井潔著	90元
52摸透男人心	劉華亭編譯	80元
53如何達成願望	謝世輝著	90元
54創造奇蹟的「想念法」	謝世輝著	90元
55創造成功奇蹟	謝世輝著	90元
56男女幽默趣典	劉華亭譯	90元
57幻想與成功	廖松濤譯	80元
58反派角色的啟示	廖松濤編譯	70元
59現代女性須知	劉華亭編著	75元

⑥①機智說話術	劉華亭編譯	100元
⑥②如何突破內向	姜倩怡編譯	110元
⑥④讀心術入門	王家成編譯	100元
⑥⑤如何解除內心壓力	林美羽編著	110元
⑥⑥取信於人的技巧	多湖輝著	110元
⑥⑦如何培養堅強的自我	林美羽編著	90元
⑥⑧自我能力的開拓	卓一凡編著	110元
⑦⓪縱橫交涉術	嚴思圖編著	90元
⑦①如何培養妳的魅力	劉文珊編著	90元
⑦②魅力的力量	姜倩怡編著	90元
⑦③金錢心理學	多湖輝著	100元
⑦④語言的圈套	多湖輝著	110元
⑦⑤個性膽怯者的成功術	廖松濤編譯	100元
⑦⑥人性的光輝	文可式編著	90元
⑦⑧驚人的速讀術	鐘文訓編譯	90元
⑦⑨培養靈敏頭腦秘訣	廖玉山編著	90元
⑧⓪夜晚心理術	鄭秀美編譯	80元
⑧①如何做個成熟的女性	李玉瓊編著	80元
⑧②現代女性成功術	劉文珊編著	90元
⑧③成功說話技巧	梁惠珠編譯	100元
⑧④人生的真諦	鐘文訓編譯	100元
⑧⑤妳是人見人愛的女孩	廖松濤編著	120元
⑧⑦指尖・頭腦體操	蕭京凌編譯	90元
⑧⑧電話應對禮儀	蕭京凌編著	120元
⑧⑨自我表現的威力	廖松濤編譯	100元
⑨⓪名人名語啟示錄	喬家楓編著	100元
⑨①男與女的哲思	程鐘梅編譯	110元
⑨②靈思慧語	牧　風著	110元
⑨③心靈夜語	牧　風著	100元
⑨④激盪腦力訓練	廖松濤編譯	100元
⑨⑤三分鐘頭腦活性法	廖玉山編譯	110元
⑨⑥星期一的智慧	廖玉山編譯	100元
⑨⑦溝通說服術	賴文琇編譯	100元
⑨⑧超速讀超記憶法	廖松濤編譯	140元

・健康與美容・電腦編號 04

①B型肝炎預防與治療	曾慧琪譯	130元
③媚酒傳（中國王朝秘酒）	陸明主編	120元
④藥酒與健康果菜汁	成玉主編	150元
⑤中國回春健康術	蔡一藩著	100元

⑥奇蹟的斷食療法	蘇燕謀譯	110元
⑧健美食物法	陳炳崑譯	120元
⑨驚異的漢方療法	唐龍編著	90元
⑩不老強精食	唐龍編著	100元
⑪經脈美容法	月乃桂子著	90元
⑫五分鐘跳繩健身法	蘇明達譯	100元
⑬睡眠健康法	王家成譯	80元
⑭你就是名醫	張芳明譯	90元
⑮如何保護你的眼睛	蘇燕謀譯	70元
⑲釋迦長壽健康法	譚繼山譯	90元
⑳腳部按摩健康法	譚繼山譯	120元
㉑自律健康法	蘇明達譯	90元
㉓身心保健座右銘	張仁福著	160元
㉔腦中風家庭看護與運動治療	林振輝譯	100元
㉕秘傳醫學人相術	成玉主編	120元
㉖導引術入門(1)治療慢性病	成玉主編	110元
㉗導引術入門(2)健康・美容	成玉主編	110元
㉘導引術入門(3)身心健康法	成玉主編	110元
㉙妙用靈藥・蘆薈	李常傳譯	150元
㉚萬病回春百科	吳通華著	150元
㉛初次懷孕的10個月	成玉編譯	130元
㉜中國秘傳氣功治百病	陳炳崑編譯	130元
㉞仙人成仙術	陸明編譯	100元
㉟仙人長生不老學	陸明編譯	100元
㊱釋迦秘傳米粒刺激法	鐘文訓譯	120元
㊲痔・治療與預防	陸明編譯	130元
㊳自我防身絕技	陳炳崑編譯	120元
㊴運動不足時疲勞消除法	廖松濤譯	110元
㊵三溫暖健康法	鐘文訓編譯	90元
㊸維他命與健康	鐘文訓譯	150元
㊺森林浴—綠的健康法	劉華亭編譯	80元
㊼導引術入門(4)酒浴健康法	成玉主編	90元
㊽導引術入門(5)不老回春法	成玉主編	90元
㊾山白竹（劍竹）健康法	鐘文訓譯	90元
㊿解救你的心臟	鐘文訓編譯	100元
51牙齒保健法	廖玉山譯	90元
52超人氣功法	陸明編譯	110元
53超能力秘密開發法	廖松濤譯	80元
54借力的奇蹟(1)	力拔山著	100元
55借力的奇蹟(2)	力拔山著	100元
56五分鐘小睡健康法	呂添發撰	120元

國立中央圖書館出版品預行編目資料

洗心術健康秘法／早島正雄著，竺翠萍譯
—初版—臺北市，大展，民85
面； 公分—（健康天地；45）
ISBN 957-557-587-3（平裝）

1.健康法 2.精神療法

411.1 85001928

洗心術健康秘法

ISBN 957-557-587-3

原著者／早島正雄
編譯者／竺翠萍
發行人／蔡森明
出版者／大展出版社有限公司
社址／台北市北投區（石牌）致遠一路二段12巷1號
電話／(02) 8236031・8236033
傳真／(02) 8272069
郵政劃撥／0166955－1
登記證／局版臺業字第2171號

承印者／國順圖書印刷公司
裝訂／嶸興裝訂有限公司
排版者／千賓電腦打字有限公司
電話／(02) 8836052
初版／1996年（民85年）4月
定價／170元

大展好書 好書大展

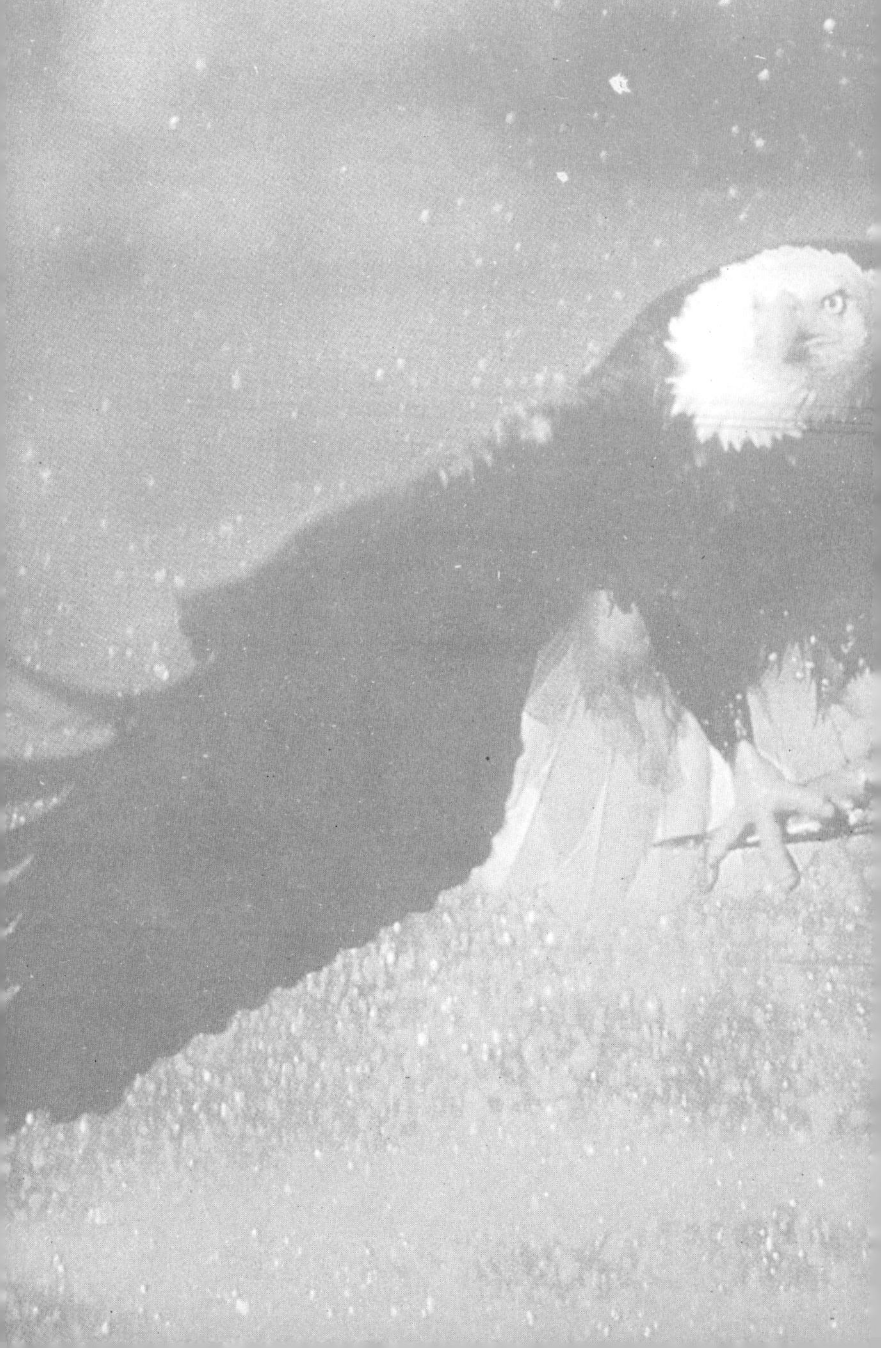